Ayuno Intermitente

Descubra los componentes esenciales para la pérdida de peso transformadora, la vitalidad aumentada y la lucidez cognitiva profunda

Rodrigo Alves

TABLA DE CONTENIDOS

Familiarícese Con El Concepto De Ayuno Intermitente.

Seamos sinceros. Simplemente con explorar una fuente confiable, es posible acceder a una extensa selección de literatura especializada en el tema de las dietas que afirman ser eficaces para superar el exceso de peso y alcanzar una vida plena y satisfactoria. No es una mentira. Sin embargo, la gran mayoría de estas dietas carece de sustento científico o simplemente son tendencias provenientes de figuras públicas, lo cual ha generado un interés generalizado por adoptarlas.

Si poseyeras el conocimiento profundo del daño implícito en tales dietas, las cuales son extraídas de un origen incierto al igual que los conejos que los magos suelen desaparecer misteriosamente, te abstendrías de adoptarlas sin antes realizar una exhaustiva investigación.

Al asumir el compromiso que implica seguir una dieta, es imperativo considerar tanto los riesgos como los beneficios que conlleva para su bienestar.

Por consiguiente, después de una exhaustiva investigación de todas las opciones dietéticas existentes y un minucioso análisis de los estudios disponibles en el mercado, hemos optado por presentar la dieta del ayuno intermitente como una propuesta. Esta elección se basa en los numerosos beneficios obtenidos y los abundantes testimonios en su favor, sin dejar de lado la valoración de los estudios científicos pertinentes.

Los destacados atletas a nivel global, cuyos estados físicos son óptimos, respaldan el enfoque del ayuno intermitente como la vía definitiva para lograr la reducción de peso. Motivados por esto, en este libro analizaremos detalladamente dicha práctica y te presentaremos los beneficios que se pueden obtener al implementarla.

No obstante, procederemos de manera fragmentada para comprender qué implica el ayuno intermitente. Correcto, tal como lo sugiere su denominación, se trata de un enfoque dietético que se basa en ciclos alternos de alimentación y ayuno, donde se reservan períodos específicos para el consumo de alimentos.

No se puede afirmar que se trata de una dieta propiamente dicha; podemos referirnos a este enfoque alimentario como un programa de comidas, en el cual el enfoque se centra en los horarios de alimentación en lugar de los alimentos específicos que se consumen.

Existen diversas modalidades de ayuno intermitente, aunque las más reconocidas son las siguientes:

• 16/8: además se conoce como el método denominado lean gains, mediante el cual se permite la ingesta alimentaria sin restricciones durante un período de ocho horas, seguido de un ayuno de 16 horas. Cabe destacar que este periodo de ayuno puede coincidir con las horas destinadas al descanso nocturno. En una sección subsiguiente de este texto, nos centraremos exhaustivamente en este método específico de ayuno intermitente, de manera que puedas implementarlo en tu rutina alimentaria diaria.

• La dieta 5/2 propone una estrategia en la cual durante dos días a la semana se disminuye considerablemente la ingesta calórica, consumiendo únicamente entre 500 y 600 calorías en un día. No existe una obligación de que los días deban ser consecutivos, se permite su división a lo largo de la semana y su uso puede ser establecido según sea más conveniente para su comodidad. "Podrás disfrutar de una alimentación libre en los otros cinco, únicamente aplicaremos este enfoque de alimentación intermitente en estos dos".

• Ingestión, cesación, ingestión: este tipo de ayuno intermitente se implementa de manera consistente con su nombre, lo que significa que tendrá días en los que participará en la alimentación y días en los que se abstendrá de hacerlo. Permitamos que este ejemplo nos ayude a comprender de forma más clara la técnica: consume libremente durante un lapso de 24 horas y posteriormente inicia un periodo de ayuno completo hasta el día siguiente. Para obtener resultados satisfactorios, se recomienda implementar esta práctica dos veces a la semana. Durante los días de ayuno, se permite el consumo de café sin azúcar, té sin azúcar y cualquier bebida con cero calorías.

Posees algún conocimiento acerca del concepto del ayuno intermitente. Es posible que te estés cuestionando cómo este régimen alimenticio incide en tu organismo, dado que implica más que simplemente limitar la ingesta calórica. En realidad, se enfoca en modular las hormonas corporales para optimizar el metabolismo de las reservas de grasa, creando un estado similar a la cetosis y complementándose con el método del ayuno intermitente. Al llevar a cabo este período de abstinencia, se logran estas modificaciones fisiológicas en tu organismo:

• Contribuye a la mejora de la sensibilidad a la insulina, especialmente cuando se combina con actividad física. Resulta fundamental para aquellos individuos que presentan dificultades relacionadas con el peso corporal, dado que se evidencia una reducida producción de insulina. Mediante la adopción de este enfoque alimenticio, se logra potenciar significativamente la quema de grasas.

• Existen investigaciones que respaldan la existencia de resistencia a la insulina en esta población, y se ha demostrado que el aumento de peso obstaculiza la capacidad de la insulina para regular los niveles de glucosa en sangre. Este fenómeno se traduce en una mayor presencia de insulina en la sangre, lo cual propicia el almacenamiento de grasa y la consiguiente obesidad.

La liberación de la hormona del crecimiento también conlleva un beneficio notorio, ya que potencia y acelera la síntesis proteica. En consecuencia, se produce un cambio en la metabolización de las grasas, ya que pasan a ser utilizadas como fuente de energía por el organismo, lo cual resulta en la reducción de medidas y peso corporal. En ese momento es cuando se comienza a desarrollar músculo de manera acelerada. La hormona del crecimiento desempeña un papel significativo en ámbitos deportivos como el culturismo, donde su consumo desmedido se utiliza con la finalidad de incrementar la masa muscular, siendo considerada como una sustancia de carácter doping. Sin embargo, si la generas de forma orgánica, experimentarás ventajas para tu peso corporal y apariencia física.

• La autofagia también está involucrada en este régimen alimentario, ya que se activa para eliminar células dañadas y contribuye a la reparación y regeneración del organismo. Por lo tanto, el ayuno intermitente no se limita únicamente a la pérdida de peso, sino que implica una regeneración integral del cuerpo.

En caso de aplicar el método de ayuno intermitente con el objetivo de lograr una reducción de peso a través de la generación de un déficit calórico, se produce una quema de grasa. Sin embargo, antes de profundizar en el tema, es importante mencionar que si se consumen alimentos ricos en grasas y azúcares durante los períodos de alimentación, dicha estrategia no sería efectiva y se estaría experimentando únicamente una sensación de hambre sin obtener resultados.

Resulta incoherente consumir alimentos poco saludables y luego privarse de comida, ya que se entra en un ciclo perjudicial. A pesar de que este tipo de dieta no impone restricciones en las comidas, es fundamental mantener una alimentación equilibrada. No estamos diciéndote que no te permitas darte un gusto ocasionalmente, pero te instamos a que lo hagas con precaución.

Existen numerosos estudios que demuestran que la práctica del ayuno intermitente conlleva beneficios significativos en la prevención de enfermedades crónicas graves, como la diabetes tipo 2, además de promover la pérdida de peso. Al implementar esta práctica en tu estilo de vida, adquieres la capacidad de realizar una mejor digestión de los alimentos que ingieres diariamente.

Continuando con la investigación, estudios adicionales indican que al combinar el método de ayuno intermitente con otras formas de actividad, se obtienen resultados más favorables. A modo de ilustración, si se combina el enfoque 16/8 con un programa de entrenamiento que incluye ejercicios de fuerza, ya sea usando el peso corporal o pesas en un gimnasio, se experimenta una mayor reducción de grasa y se obtienen mejores resultados en este esfuerzo.

Si se realiza en conjunto con entrenamientos periódicos, también se pueden apreciar ventajas que contribuyen a la pérdida de peso. En resumen si lo combinas con ejercicio los resultados serán mejores.

No obstante, es importante mencionar que esta dieta no es aconsejable para personas con diabetes, hipertensión, mujeres embarazadas o en período de lactancia. Ante circunstancias de esta naturaleza, es necesario solicitar la opinión de un profesional médico con el fin de corroborar la viabilidad de llevar a cabo dichos cambios dietéticos sin que esto conlleve consecuencias adversas para la salud.

Indudablemente, a medida que te adentres en la lectura de este libro, irás descubriendo que esta forma de alimentación resulta efectiva para alcanzar la pérdida de peso. Sin embargo, es importante tener presente que esta propuesta abarca numerosos aspectos adicionales que merecen ser tomados en cuenta.

Es posible que aún no hayas considerado la dimensión social asociada a esta forma de alimentación. Por favor, te ruego que despliegues tu capacidad de conceptualización y visualices la siguiente imagen.

Cada mes, el tercer viernes, se lleva a cabo una reunión con los compañeros de trabajo en el hogar de uno de ustedes. La ubicación se determina por sorteo y cada persona es responsable de acoger la reunión en su casa una vez al mes. Se acerca el tan esperado viernes y te preparas, lleno de alegría, para encontrarte con tus mejores atuendos. En el lugar se encuentra disponible un servicio de catering que ha sido dispuesto especialmente para la ocasión, así como una selección de bebidas y animación festiva. ¿Estás practicando el ayuno intermitente en este momento? Si estás de acuerdo y tienes una gran fuerza de voluntad, puedes pasar toda la celebración consumiendo exclusivamente agua y mordiendo pedazos de hielo.

No es la idea. Mediante esta comunicación, deseamos resaltarte la importancia de efectuar una adecuada planificación de tus períodos de abstinencia, de manera que puedan coincidir sin alterar tu cotidianidad. Además, considera la posibilidad de permitirte el deleite de un encuentro social con tus amigos posterior a tu ayuno, en ocasión de ese viernes mensual en particular. Se sugiere una correcta gestión de las actividades para evitar el aislamiento, ya que mantener una vida social activa también contribuye de manera significativa a una óptima salud.

Una cuestión que abordaremos más adelante es la práctica del ayuno intermitente y la sensación de hambre intensa que muchas personas experimentan. No obstante, nos gustaría señalar que, como en toda situación, el inicio puede ser desafiante, pero una vez que te adaptas, no sufrirás de antojos, fatiga o intensa sensación de hambre durante el ayuno intermitente. Según relatan los propios artífices, este proceso requiere un par de días. Nos permitimos sugerirte un consejo consistente en consumir café o té verde sin azúcar cuando experimentes un importante nivel de apetito. Por consiguiente, lograrás aumentar tu tolerancia hasta alcanzar la siguiente ingesta de alimentos.

Es importante destacar que el ayuno intermitente no es apto para todos, no obstante, podemos garantizar que si te decides a implementarlo, podrás disminuir tu porcentaje de grasa corporal. Mantén una vigilancia de los alimentos que consumes, tal como mencionamos previamente. Evita excederte en el consumo de hamburguesas, pizzas y frituras durante los períodos en los que sea posible comerlos. Opta por una alimentación saludable y variada, evitando sobrecargar el organismo con comida chatarra y productos de bajo valor nutritivo.

No se trata de abstenerse de consumir alimentos, sino de adoptar una dieta nutritiva.

Reacciones Curativas

El quinto riesgo potencial que surge al considerar el ayuno intermitente es la presencia de reacciones curativas o respuestas corporales relacionadas con la promoción de la autofagia, las cuales han sido mayormente observadas en el género femenino. En el cuerpo humano, es frecuente encontrar situaciones de desequilibrio hormonal. Por ejemplo, el estrés, la desnutrición o el hecho de ser mujeres deportistas con un bajo índice de grasa corporal pueden causar una disfunción ovárica. Sin embargo, también hay alteraciones en las glándulas suprarrenales o testiculares en los hombres. Además, algunas personas pueden experimentar intoxicación crónica debido al consumo prolongado de azúcares refinados, harinas refinadas, alcohol o tabaco.

El inicio del ayuno intermitente generalmente está asociado con la mejora de la salud, ya que las personas que lo adoptan suelen comenzar a hacer ejercicio con mayor regularidad y reducir la ingesta de carbohidratos. Este proceso promueve la activación de la autofagia en el organismo, lo cual conduce a la eliminación gradual de toxinas, residuos metabólicos y disruptores hormonales que se acumulan en las células.

Los adipocitos se acumulan principalmente en la zona abdominal, lo que es especialmente evidente en las mujeres cuando inician estas prácticas. Esto puede potencialmente desencadenar reacciones de curación del hígado, especialmente en personas con síndrome metabólico subyacente, hígado graso, procesos de desintoxicación deteriorados, vasos linfáticos comprometidos y función renal subóptima. Como resultado, es posible que nuestros mecanismos de desintoxicación no mantengan de manera efectiva la liberación de toxinas a corto plazo, lo que incita al cuerpo a eliminar estas toxinas a través de la piel. En consecuencia, las personas pueden experimentar fatiga, ignorar las señales corporales, no descansar adecuadamente, deshidratarse y permanecer inconscientes de los procesos en curso. Estas reacciones curativas surgen cuando las personas intentan seguir adelante a pesar de sentirse cansadas y se resisten a consumir carbohidratos, mientras se esfuerzan por adherirse a la autofagia, el ayuno intermitente y las dietas bajas en carbohidratos. Con todas estas circunstancias, en realidad estamos propiciando una mayor producción de cortisol, lo cual nos lleva nuevamente a enfrentar todos estos inconvenientes, ya que nuestro cuerpo necesita desinflamarse. Por tanto, es necesario abordar las situaciones de forma gradual, prestando atención a las señales que nuestro organismo nos envía y comunicando cómo nos sentimos.

Recurriendo a nuestros profesionales de terapia, nutrición y medicina especializados en esta metodología del ayuno intermitente.

En relación a las mujeres, se puede observar que muchas de ellas experimentan cambios significativos cuando practican el ayuno intermitente durante la fase folicular, es decir, desde el tercer o cuarto día después de la menstruación hasta aproximadamente el día catorce, que corresponde al pico de la ovulación. En general, el ayuno intermitente combinado con un intenso entrenamiento físico y una baja ingesta de carbohidratos, puede aumentar considerablemente la autofagia, lo que conlleva a la liberación de diversos disruptores hormonales que imitan los efectos de los estrógenos. Estos disruptores hormonales pueden acumularse en los adipocitos y, gracias a la promoción de la autofagia, pueden liberarse, lo que a su vez puede afectar el ciclo menstrual. Es posible que en mujeres que previamente experimentaban periodos menstruales escasos o ausentes, el siguiente periodo sea muy doloroso y con una mayor cantidad de sangrado. En estos casos, es recomendable controlar la pérdida de sangre consumiendo suplementos de hierro, así como productos como cúrcuma y triptófano durante la semana previa al periodo menstrual.

menstruación

para

controlar

es

posibles

Factores periféricos especialmente mediante metodologías que fomenten la autofagia, tales como los ejercicios en ayunas y las dietas de bajo contenido en carbohidratos.

¿Cuál Es La Definición De Ayuno Intermitente?

¿Cuál es la definición del término 'ayuno intermitente'?

El término 'intermitente' hace referencia a la falta de regularidad, a la interrupción o a la discontinuidad; mientras que la palabra 'ayuno' denota la condición de abstenerse de comer durante un período determinado. En consecuencia, el ayuno intermitente se refiere a la práctica de alternar entre periodos de alimentación y periodos de ayuno.

El ayuno intermitente no constituye una forma de "régimen alimenticio" en el sentido convencional, puesto que no especifica qué comidas se deben consumir. No obstante, ocasionalmente te indica los momentos específicos para ingerir alimentos y abstenerse de ellos. Debido a esto, comúnmente se conoce al ayuno intermitente como un régimen de alimentación. Como régimen alimentario o pauta de alimentación, se presenta:

A ventana para alimentarse

El período de alimentación se refiere al intervalo de tiempo designado para la ingesta de alimentos. Un caso ilustrativo sería si se establece una ventana de alimentación de 8 horas, lo cual implica que solamente se puede ingerir alimentos durante dicho período de tiempo. En consecuencia, tienes la opción de optar por realizar dos o tres comidas, o incluso disfrutar de una colación entre ellas. En caso de no exceder el período asignado para la ingesta de alimentos, permanecerás dentro del intervalo de alimentación establecido. No obstante, una vez transcurrido el periodo de ingesta, es necesario cesar la alimentación y comenzar el periodo de abstención.

El período de ayuno

La fase de abstención alude al lapso durante el cual se abstendrá de ingerir cualquier tipo de caloría. El lapso de tiempo puede oscilar entre 16 y 36 horas. La noticia positiva radica en la posibilidad de estructurar el período de abstinencia de alimentos de manera que coincida con el lapso de ocho o más horas durante las cuales estarás descansando. Por consiguiente, experimentarás una reducción en la duración de la sensación de ayuno. Sin embargo, si enfrenta dificultades para cumplir con el período de ayuno, podría considerar la opción de consumir bebidas sin aporte calórico, como por ejemplo..."

El té - El té, en particular el té verde, es una bebida que desearás tener a tu disposición. Además de mitigar los episodios de apetito, el té contribuye a disminuir los niveles de colesterol LDL y la adiposidad abdominal persistente. Sin embargo, es necesario que lo consumas en su estado natural. Evita incorporar cualquier aditivo edulcorante que presente un contenido calórico.

Café - Esta bebida se presenta como otra opción para consumir durante el período de ayuno. No contiene aporte calórico y presenta una cantidad beneficiosa de antioxidantes. Adicionalmente, se afirma que el café incrementa el metabolismo. En consecuencia, resulta beneficioso para la reducción de peso corporal. No obstante, es necesario regular su ingesta, debido a que ciertas personas pueden experimentar malestares estomacales o taquicardias al consumir café.

Agua: el consumo de agua es fundamental tanto en el periodo de ayuno como en el momento en que no se está en ayunas. No obstante, sería conveniente incrementar la ingesta durante los períodos de ayuno intermitente. Esto ocurre debido a que el ayuno tiene un efecto desintoxicante en el organismo. Resulta esencial eliminar estas toxinas, y el agua contribuye al proceso de eliminación de las mismas en tu organismo. Asimismo, el consumo de agua brinda un efecto rejuvenecedor y una sensación de saciedad, lo cual contribuye a mantener un nivel de energía óptimo a lo largo del día sin experimentar fatiga.

Además de consumir diversas bebidas sin contenido calórico, también es posible entretenerse masticando goma de mascar. La mayoría de las gomas de mascar están elaboradas con polialcoholes y carecen de contenido calórico. Pueden resultar provechosos, especialmente cuando deseas proporcionar a tu boca una ocupación. Al masticar un chicle, se logra suprimir el apetito al engañar al cerebro, haciéndole creer que se está masticando y, en consecuencia, ingiriendo alimentos.

Capítulo Nueve - Inicio del ayuno intermitente

En caso de compartir la convicción acerca de los beneficios obtenidos mediante la práctica del ayuno intermitente, requerirá adquirir conocimientos sobre el punto de partida. En definitiva, emprender cualquier nuevo régimen puede resultar complejo. Por consiguiente, ¿de qué manera podrías iniciar de la forma más óptima? A continuación se presentan algunos consejos de gran relevancia.

Iniciando con un método menos estricto

Resulta tentador intentar alcanzar una pérdida de peso máxima mediante un prolongado período de ayuno. No obstante, es importante considerar que esta opción quizás no sea la más adecuada. Como previamente expusimos, puede presentar ciertas dificultades llevar a cabo un ayuno de larga duración si nunca antes se ha experimentado. Si estás habituado a una dieta que se caracteriza por su alto contenido de carbohidratos, azúcares y alimentos procesados, es probable que experimentes dispendiosidad al intentar llevar a cabo un ayuno prolongado de 36 horas.

Si experimentas una gran dificultad al realizar tu primer ayuno, es muy probable que llegues a postergar completamente la idea. Aunque esta afirmación no sea verdadera, las probabilidades de que te comprometas con ella a largo plazo son escasas.

Se aconseja experimentar con cualquier plan de ayuno intermitente durante un período mínimo de un mes. Esto te dará tiempo suficiente para ver si te está funcionando o no. Resultará sumamente desafiante para un individuo sin experiencia adoptar un régimen de ayuno prolongado a largo plazo.

En consecuencia, resulta más aconsejable seleccionar uno de los regímenes menos estrictos para iniciar. La dieta 5:2 le concede la oportunidad de consumir alimentos diariamente. En efecto, tiene la posibilidad de consumir sus comidas habituales durante los cinco días de la semana. En relación a los dos restantes, todavía se alcanzan 500 o 600 calorías. Esto te proporcionará una amplia gama de alternativas siempre y cuando elijas acciones que promuevan tu bienestar. Selecciona tus alimentos con prudencia y disfrutarás de los beneficios sin experimentar sensaciones de hambre.

Como opción adicional, puede considerar probar el método 16:8, que ha ganado popularidad. Durante una considerable porción de tu periodo de ayuno, estarás en un estado de sueño. Por ende, tendrás la posibilidad de consumir alimentos a tu elección (dentro de los límites razonables) durante el lapso de alimentación establecido de 8 horas. Esta situación es apreciada por numerosas personas debido a la libertad que les brinda. Una vez que se adaptan al ayuno de 16 horas, perciben este método de alimentación como sumamente sencillo.

Si decide prolongar la duración de sus periodos de ayuno una vez que haya adquirido experiencia con ellos, es posible hacerlo. No obstante, numerosos individuos perseveran en su estrategia a largo plazo inicial, y obtienen consecuencias favorables.

Mantenerse hidratado

No importa la variante de régimen de ayuno intermitente que estés probando, es imperativo mantenerse adecuadamente hidratado. El ayuno se limita exclusivamente a la abstinencia de ingestión de alimentos y bebidas con valor energético. No implica que esté prohibido el consumo de agua y otras bebidas sin calorías. En realidad, sería recomendable aumentar tu consumo de líquidos.

Preservar un nivel adecuado de hidratación garantizará la efectiva eliminación de toxinas de tu organismo. Este concepto contribuirá a fomentar tus metas relacionadas con la reducción de peso y la mejora del bienestar. Además, te asistirá en preservar tu bienestar en otros aspectos. Su piel experimentará una mejoría en su estado de salud. Tu tránsito intestinal presenta una mayor regularidad. Además, te ahorrarás inconvenientes y complicaciones relacionadas con la falta de hidratación.

Consumir bebidas libres de calorías durante el periodo de ayuno también puede contribuir a la prevención de la sensación de hambre. Frecuentemente, solemos experimentar una sensación de hambre, cuando en realidad estamos sedientos. Si ingiere un vaso de agua al comenzar a experimentar sensaciones de hambre, prolongará la duración de su ayuno.

Trate de explorar diferentes tipos de alimentos.

Previo a esto, hemos propuesto algunos horarios para planes de alimentación, no obstante, esto no implica necesariamente que debas seguirlos rigurosamente. Las fechas y horarios propuestos anteriormente son meras indicaciones. Es posible que no sean viables en tu caso. Es necesario seleccionar los días y pautas de alimentación apropiados que se ajusten a su estilo de vida, preferencias y requisitos individuales.

Quizás desees iniciar el consumo alimenticio tan pronto como te levantes, y posteriormente llevar a cabo la última ingesta de alimentos de manera temprana. Quizás sea más conveniente interrumpir el período de abstinencia en la tarde temprano y disfrutar de una última ingestión alimentaria justo antes de la hora de acostarse.

Posiblemente desees optar por abstenerse de comer durante el fin de semana, a fin de evitar cualquier potencial agotamiento laboral. El hecho de abstenerse de ingerir alimentos en un día laborable puede resultar conveniente para ti, dado que te encuentras expuesto a múltiples distracciones.

No se encuentra un enfoque de IA ideal y universalmente aplicable. Esto indica que es posible que debas llevar a cabo cierto grado de experimentación. Considera detenidamente los beneficios y desventajas de todos los regímenes que hemos propuesto. Considera cuál de ellos te genera mayor interés y dale una oportunidad. Sería recomendable considerar otorgar un plazo de un mes para evaluar su eficacia en su caso. En caso de que surjan dificultades, es pertinente retroceder. Experimenta con un régimen de ayuno intermitente alternativo para determinar si se adecua mejor a tu estilo de vida. Te sugiero ajustar ligeramente las ventanas durante la comida para evaluar si se torna más manejable.

No debes temer a explorar, puesto que, al fin y al cabo, la experimentación puede revelarse como fundamental para alcanzar el éxito.

Capítulo 5: El efecto del ayuno intermitente en su cuerpo

El ayuno intermitente tiene varios efectos positivos sobre el cuerpo. Contribuye a la sincronización de las funciones fisiológicas, lo cual se traduce en una mayor sensación de alerta, bienestar y salud. Se observa una notoria disipación de las sensaciones de letargo y fatiga, mientras su organismo comienza a experimentar una respuesta óptima al ejercicio, manifestándose una pronta pérdida de peso y un general bienestar; adicionalmente, se constata un efecto rejuvenecedor y una nutrida vitalidad emergente desde lo más profundo de su ser. Estas circunstancias se presentan al adoptar un protocolo de ayuno intermitente establecido y efectuar modificaciones positivas en su alimentación y rutinas dietéticas. Nuestro organismo posee una notable capacidad para abordar la mayoría de los trastornos de salud, siempre y cuando se le proporcione un entorno propicio y se implemente el ayuno intermitente.

A continuación, se presentan algunos de los efectos más relevantes derivados del ayuno intermitente.

Favorece el Proceso de Oxidación de Grasas

La acumulación de tejido adiposo es un proceso elemental para el organismo. Todo lo que ingiere se transforma en glucosa, la cual es liberada en su sistema circulatorio. Su organismo puede utilizar directamente esta glucosa como fuente de energía. Por lo tanto, cada vez que se alimenta, los alimentos se procesan y la energía en forma de glucosa se mezcla con su sangre, incrementando sus niveles de glucemia. El páncreas en el organismo detecta el incremento en los niveles de glucosa en la sangre y secreta la hormona insulina con el propósito de regular los niveles de glucemia. La insulina es un mediador bioquímico que establece una comunicación con las células y facilita la captación de glucosa, además cumple un papel fundamental como hormona principal en el proceso de almacenamiento de lípidos. Esta molécula se une a las células y les permite absorber la energía requerida para su funcionamiento adecuado. El exceso de energía es posteriormente almacenado en los músculos y el hígado en forma de glucógeno. Las reservas de glucógeno representan un suministro individual de energía en los músculos donde son almacenadas, permitiendo a los músculos utilizar estas reservas cuando sea necesario. No obstante, es importante destacar que las reservas de glucógeno de un músculo no pueden ser utilizadas por otros. El hígado cuenta con la capacidad de emplear su depósito de glucógeno con el fin de proveer energía a los demás órganos. Sin embargo, hay una cantidad límite de energía que puede ser almacenada incluso en la forma de glucógeno, la insulina en su cuerpo después empieza a almacenar el excedente de energía en la forma de grasa.

A medida que los niveles de insulina se incrementan en la corriente sanguínea, se envía una señal al cuerpo indicando la necesidad de almacenar energía. En respuesta, el cuerpo entra en un estado de acumulación de energía y se encuentra menos propenso a la quema de grasa. Esta es una estrategia elemental para priorizar. Si se presenta una demanda de energía, esta se suplirá mediante el excedente energético disponible y en ningún caso se utilizará la reserva de energía. Esta condición dificulta el proceso de pérdida de peso al mantener niveles elevados y constantes de insulina en la corriente sanguínea. El completo procedimiento va en oposición a sus metas de reducción de peso, lo que implica que tendrá que esforzarse considerablemente más y destinar una mayor cantidad de energía de la que ha consumido. Este semblante puede originar fatiga y extenuación.

Consideremos ahora la hipótesis de que haya transcurrido un lapso de al menos 14 horas desde su última ingesta de alimentos, específicamente a las 6:00 de la tarde. En este escenario, a las 8:00 de la mañana se espera que los niveles de insulina en su torrente sanguíneo estén significativamente disminuidos. El organismo está en busca de energía, requiere un suministro de energía continuo para llevar a cabo diversas funciones, una vez que el suministro energético disminuye y la demanda se incrementa, el cuerpo comienza a buscar fuentes de energía alternativas. El glucógeno constituye una fuente accesible de energía; sin embargo, la transferencia de glucógeno entre músculos no es posible, lo que impide que esté disponible para ser utilizado de forma inmediata. En ese caso, el cuerpo comienza a producir hormonas para quemar grasa como la hormona del crecimiento, esta hormona permite la metabolización de las reservas de grasa y su cuerpo comienza a quemar grasa automáticamente incluso si no se está ejercitando.

Por consiguiente, al abstenerse de ingerir alimentos durante algunas horas, en realidad estará contribuyendo a la metabolización de las grasas por parte de su organismo. El cuerpo respaldará todos sus intentos de perder peso, ya que buscará utilizar la grasa como fuente de energía en lugar de almacenarla, como suele suceder durante el ejercicio en su rutina habitual. Mediante la práctica del ayuno intermitente, se puede fomentar la lipólisis en el organismo, lo cual conlleva a una mayor eficacia en la pérdida de grasa corporal. Al prescindir de la ingesta de alimentos durante ciertos períodos de tiempo, se evita la ocurrencia de procesos biológicos contraproducentes asociados con el almacenamiento de grasa, potenciando así los resultados obtenidos con incluso mínimos esfuerzos.

Promueve la generación de la hormona del crecimiento.

La hormona del crecimiento es una de las hormonas más fascinantes presentes en el organismo. Nuestro organismo genera de manera abundante esta hormona durante nuestras etapas de desarrollo, la cual desempeña un papel fundamental en la estimulación del crecimiento y fortalecimiento de los tejidos óseos. La presencia de esta hormona es esencial para la síntesis proteica y la construcción muscular. Esta situación implica que, en caso de que los niveles plasmáticos de la hormona de crecimiento sean elevados, se vería facilitada la capacidad de desarrollar masa muscular de manera relativamente acelerada.

Adicionalmente, posibilita la descomposición de los lípidos con el fin de liberar energía. Es fundamental destacar que existen determinados requisitos fundamentales para la generación de la hormona del crecimiento endógena en el organismo. El primer aspecto crucial radica en mantener niveles de insulina en el torrente sanguíneo muy reducidos. Un estado de alta producción de la hormona del crecimiento se manifiesta cuando hay sensación de hambre, dado que el estómago libera la hormona 'ghrelina', conocida como hormona del apetito. Esta última, a su vez, estimula la producción de la hormona del crecimiento con el fin de contrarrestar el déficit energético al metabolizar las reservas de grasa. Por lo tanto, si su objetivo es reducir la grasa, es imprescindible garantizar que su organismo continúe produciendo la hormona del crecimiento de manera natural y en cantidades adecuadas. El aumento de la producción de la hormona del crecimiento se observa principalmente durante el período de descanso. En resumen, si el individuo ingirió alimentos temprano en la noche y luego se dispuso a descansar, durante las primeras horas de la madrugada su organismo experimentará una alta producción de hormonas del crecimiento.

La hormona del crecimiento desempeña funciones sumamente singulares, ya que contribuye al desarrollo de todos los órganos internos del cuerpo, incluyendo el cerebro. Además, fortalece el sistema inmunológico y potencia los mecanismos de protección del organismo, al tiempo que mejora las capacidades de curación. Incluso la calidad de su vida sexual experimenta mejoras, dado que la hormona del crecimiento ejerce un efecto significativo en el estado de ánimo y el rendimiento sexual. Los hombres que padecen disfunción eréctil experimentan una notable mejoría, mientras que las mujeres que experimentan una disminución en su deseo sexual comienzan a disfrutar más de su vida íntima.

Además de esto, la hormona del crecimiento también potencia la salud cardiovascular al contribuir en la reducción de los niveles de colesterol LDL y triglicéridos perjudiciales para el organismo. La calidad de su patrón de sueño experimenta una mejora notable cuando se alcanzan niveles elevados de la hormona del crecimiento, lo cual tiene un efecto apreciable en la mejora general del estado de ánimo.

La producción de dicha hormona puede fluctuar en nuestro organismo. Durante la infancia, la producción de esta hormona es alta, llega a su punto más alto al llegar a la pubertad mientras el cuerpo pasa a través de muchos cambios naturales, en la adolescencia, la producción de la hormona del crecimiento permanece elevada mientras todavía se encuentra en período de crecimiento, pero el cuerpo reduce la producción de la hormona del crecimiento una vez que pasa la adolescencia.

El organismo humano aún requiere la adquisición de inmunidad, el desarrollo de tejidos musculares, y otras funciones similares, que hacen que la producción de la hormona del crecimiento sea rápida y repentina cuando se presentan condiciones favorables. Si tiene la capacidad de establecer de forma orgánica las circunstancias propicias para el estímulo en la producción de la hormona del crecimiento, lograr la lucha contra la obesidad y otras enfermedades resultará en un proceso considerablemente sencillo. Además, podrá fortalecer su musculatura y lograr un rendimiento más efectivo en su programa de entrenamiento físico.

Aquí es donde se presenta el papel del ayuno intermitente, ya que contribuye a que el organismo genere un déficit calórico de forma natural y se mantenga en un estado de ayuno durante intervalos prolongados. Al pasar un período de 8-12 horas en ayuno, se observa una disminución en los niveles de insulina y un aumento en la liberación de la hormona ghrelina, la cual envía una señal al cerebro para estimular el apetito. Se sugiere ingerir alimentos varias horas antes de acostarse, dado que durante el período de sueño, se lleva a cabo este proceso metabólico sin que se perciba la sensación intensa de hambre, evitando así los deseos de comer. El organismo tiene la capacidad de generar una amplia producción de la hormona del crecimiento.

Investigaciones debidamente documentadas respaldan la afirmación de que el ayuno intermitente puede resultar en un notable incremento, de hasta un 1300%, en la producción de la hormona del crecimiento en mujeres. Además, estudios han demostrado que los hombres que siguen esta práctica también pueden experimentar un aumento de hasta un 2000% en la producción de esta hormona. Este podría considerarse el factor más relevante que debería actuar como un incentivo adecuado para la adopción del ayuno intermitente, ya que no solo puede contribuir a llevar una vida más saludable y mejor, sino que también brinda la posibilidad de combatir la obesidad con mayor facilidad y alcanzar un bienestar integral.

La relevancia de la hormona de crecimiento en el proceso de desarrollo y en la reducción de la grasa ha sido plenamente comprendida a nivel global, lo cual representa uno de los motivos principales detrás de la utilización de inyecciones de hormona de crecimiento sintética. No obstante, no solamente está prohibido por ley el empleo de la hormona del crecimiento sintética, sino que también conlleva un alto grado de peligrosidad. La estructura molecular de la hormona del crecimiento sintética difiere significativamente de la que se produce endógenamente en nuestro organismo, lo que conlleva consecuencias adversas en lugar de beneficios.

El ayuno intermitente representa el método más sencillo y seguro para reducir el exceso de grasa y mejorar la salud de forma efectiva. Al adherirse regularmente a la rutina de ayuno intermitente, es posible obtener todos los beneficios asociados con la hormona del crecimiento. Si lleva a cabo sesiones de ejercicio de alta intensidad en la mañana en un estado de ayuno, su capacidad para eliminar grasa y fomentar el crecimiento muscular se verá considerablemente aumentada. Durante el ejercicio, se produce una pérdida significativa de masa muscular, sin embargo, gracias a la presencia de la hormona del crecimiento, se asegura una recuperación más efectiva y veloz.

En caso de que le inquiete la posibilidad de realizar ejercicio intenso con el estómago vacío, le aseguro que no hay motivo de preocupación. Los ejercicios de alta intensidad se centran en grupos musculares específicos, los cuales cuentan con su propio depósito de glucógeno como fuente de energía. Por lo tanto, no se experimentará una sensación de falta de energía, ni siquiera en situaciones de ayuno. Asimismo, al iniciar el proceso de utilización de la grasa como fuente de energía, se produce una liberación considerable de energía, constituyendo un combustible más eficiente y respetuoso con el organismo, al generar una menor cantidad de residuos tóxicos. En consecuencia, una vez superados los primeros días de adaptación a la rutina, nunca experimentará falta de energía o fatiga como resultado del ayuno.

Si está adoptando un estilo de vida poco saludable que conlleva patrones alimentarios irregulares, es probable que su producción de hormona del crecimiento se vea considerablemente disminuida. Los síntomas usuales de insuficiencia de la hormona del crecimiento son:

Depresión

Disfunsión Sexual

Pérdida de cabello

Decremento de la masa y la fuerza muscular

Piel seca

Sensibilidad térmica

Falta de concentración

Amnesia

Incremento de la masa corporal y prominencia abdominal.

Resistencia a la insulina

Fatiga

Elevado nivel de triglicéridos Hipertrigliceridemia Niveles elevados de lípidos

LDL bajo (lipoproteína de baja densidad)

Elevada probabilidad de padecer enfermedades cardiovasculares

La producción de la hormona del crecimiento se reduce conforme se avanza en edad, lo cual constituye un proceso inherente al envejecimiento de manera natura. No obstante, cuando se suma a otras problemáticas como la resistencia a la insulina, niveles elevados de estrés y disfunción hepática, las complicaciones se acentúan. El ayuno intermitente se presenta como un enfoque sencillo y orgánico para incrementar la producción de la hormona del crecimiento en el organismo, lo que se traduce en una mejora destacada en cuanto a bienestar, salud y fortaleza, al tiempo que logra un efecto notable en la reducción de medida de la cintura.

Contribuye a la prevención de la Resistencia a la Insulina

La simetría y armonía de la naturaleza se reflejan también en el cuerpo humano, siguiendo así la misma premisa. Cada vez que se produce un desequilibrio en cualquier proceso, se genera un impacto sumamente negativo en nuestra salud. Lo mismo sucede con la hormona insulina, la cual reviste una importancia fundamental en el procesamiento de los niveles de azúcar en la sangre de nuestro organismo. El páncreas secreta insulina inmediatamente tras la ingesta de alimentos, lo que resulta en la alcanzamiento máximo de los niveles de insulina en la sangre justo después de cada comida. Posteriormente, los niveles de insulina disminuyen gradualmente, alcanzando su punto más bajo entre 8 y 12 horas después de la última comida. Cuando se ingieren alimentos cada 3-4 horas en un día, el páncreas mantiene una constante liberación de insulina, siendo estimulado a secretar este hormona de manera continua en intervalos reducidos.

La aparición de insulina en la región perineal de la sangre da lugar a un problema adicional, que es la resistencia a la insulina. Dicha resistencia es el resultado de un proceso en el cual las células dejan de responder de manera inmediata a la insulina. Cuando los niveles de insulina en la corriente sanguínea se mantienen persistentemente elevados, el organismo empieza a desarrollar una insensibilidad hacia esta hormona, lo cual resulta en la necesidad de una mayor liberación de insulina por parte del páncreas para procesar una cantidad equivalente de glucosa en la sangre. Da inicio a un ciclo pernicioso, su organismo es incapaz de metabolizar la grasa debido a los niveles elevados de insulina en la corriente sanguínea que propician su acumulación en lugar de su oxidación. El organismo presenta una respuesta tardía a la insulina, lo que ocasiona la necesidad de aumentar su producción para compensar dicha respuesta retardada, dando lugar así a la pre-diabetes.

En la actualidad, aproximadamente 100 millones de individuos en los Estados

Unidos se ven impactados por la condición conocida como pre diabetes. Esta representa la fase inicial en la que se originan la mayoría de los trastornos de salud, que a su vez evolucionan hacia la diabetes tipo 2. Esta es una afección que se puede prevenir, sin embargo, afecta a numerosas personas anualmente.

El empleo del ayuno intermitente ha demostrado ser altamente efectivo en la prevención de la pre-diabetes, permitiendo mantener al cuerpo en un estado de ayuno durante al menos 14 horas al día. Tras la última ingestión de alimentos, los niveles de insulina en la sangre disminuyen considerablemente en el lapso de 8 a 12 horas. Este proceso resulta beneficioso para la sensibilidad a la insulina en el organismo. Las células adquieren una mayor sensibilidad a la insulina, lo cual reduce la necesidad del páncreas de segregar insulina de manera constante en la corriente sanguínea, lo que a su vez conlleva a una disminución de la presión en el páncreas. Este hecho desencadena una serie de eventos altamente beneficiosos que contrarrestarán eficazmente el estrés físico y los riesgos asociados con la resistencia a la insulina. Es factible inducir esta modificación mediante la modulación de sus hábitos alimentarios y de ayuno.

Disminuir la Probabilidad de Desarrollar Enfermedades Cardiovasculares

Las enfermedades cardiovasculares se colocan entre las principales causas de enfermedades evitables en los Estados Unidos. La incidencia de enfermedades cardíacas ha experimentado un notable incremento durante las últimas décadas, y este fenómeno se debe principalmente a un estilo de vida deficiente, el cual se caracteriza por altos niveles de estrés, hábitos alimentarios deficientes y elecciones dietéticas poco saludables que aumentan de manera considerable el riesgo de enfermedades cardíacas.

La causa principal subyacente de la mayoría de las enfermedades cardíacas reside en la alteración del equilibrio de los niveles de HDL (lipoproteína de alta densidad, conocida comúnmente como "colesterol bueno"), LDL (lipoproteína de baja densidad, conocida comúnmente como "colesterol malo") y triglicéridos. Tal como hemos señalado previamente, es importante destacar que no todo el colesterol es perjudicial, ya que cumple un papel fundamental como componente de diversas sustancias vitales en el organismo. No obstante, el incremento en la proporción de LDL y triglicéridos puede suponer una preocupación para usted. El lipoproteína de baja densidad (LDL) es un agente biomolecular que se acumula en las arterias y potencialmente contribuye a su obstrucción. La presencia excesiva de LDL puede resultar en niveles elevados de hipertensión, arteriosclerosis y estenosis arterial. Además, puede precipitar la formación de trombos que interfieren con el flujo sanguíneo.

La opinión mayoritaria establece que, en el caso de abstenerse de ingerir alimentos ricos en colesterol, se podrá preservar la condición de salud. No obstante, esto no es aplicable, ya que la presencia de colesterol en la dieta desempeña un papel insignificante en dicho proceso, siendo la principal fuente de colesterol la grasa corporal. Es importante destacar que las células adiposas continúan liberando colesterol para diversas funciones, y que los niveles de colesterol tienden a aumentar proporcionalmente al incremento de la grasa corporal. Esto incrementará la probabilidad de padecer enfermedades cardiacas en su caso.

El verdadero problema radica en la forma en que nuestro cuerpo procesa componentes como LDL, HDL y triglicéridos. Si se adhiere a una alimentación reglamentada, su organismo recurrirá principalmente al azúcar como fuente de energía, dado que la glucosa se metaboliza fácilmente, evitando así la quema de grasas como combustible. Sin embargo, al realizar modificaciones en su régimen alimentario y adherirse al ayuno intermitente, se induce al organismo a metabolizar la grasa como fuente de combustible. De esta manera, cualquier alimento ingerido se convierte en energía. Parte de esto será empleada, mientras que la mayoría será resguardada de alguna manera. La energía es transformada por su organismo en triglicéridos, una clase de lípidos, y posteriormente almacenada en células adiposas.

Esto provoca un incremento en los niveles de triglicéridos en la corriente sanguínea. De manera regular, su cuerpo sintetiza los ácidos grasos libres conocidos como triglicéridos, mientras que su hígado debe realizar de manera constante la producción de lipoproteínas de muy baja densidad (LMBD) para transportar los triglicéridos y el colesterol a distintas partes del organismo.

Al comenzar la implementación de un protocolo de ayuno intermitente, se induce al cuerpo a llevar a cabo la quema de grasa como fuente de energía, lo cual implica que el organismo iniciará la utilización de triglicéridos en lugar de su producción. Constituyen una parte significativa del problema, ya que, al disminuir los niveles de triglicéridos, sus niveles de LMBD se encargan de transportar dichos triglicéridos, lo cual resultará en una reducción en los niveles de LDL.

Durante todo este proceso, los niveles de HDL, también conocido como colesterol de alta densidad, se mantendrán sin cambios en el torrente sanguíneo. Este tipo de colesterol posee la capacidad de eliminar los depósitos de placa en las arterias y contribuye a la salud cardiovascular. Un nivel elevado de HDL y un nivel bajo de LDL indican que su salud cardiovascular se mantendrá en buen estado.

Es posible llevar a cabo esta transformación positiva en su vida mediante la adopción de un estilo de vida saludable, una alimentación adecuada y nutritiva, y la aplicación de un protocolo de ayuno intermitente.

Incremento en la Tasa Metabólica

La tasa metabólica es un concepto ampliamente reconocido al discutir la reducción del peso corporal, en esencia, se refiere a la velocidad del metabolismo mediante el cual el organismo emplea los nutrientes disponibles. Con un metabolismo alto, el consumo de calorías y la producción de energía de su cuerpo serán mayores, lo que resultará en una sensación de condición física y agilidad. En caso de que su metabolismo presente una baja tasa, su organismo experimentará dificultades para metabolizar la energía de forma ágil, lo cual se traducirá en un reducido consumo de calorías diarias y una sensación de letargo, fatiga, falta de interés y falta de motivación. El metabolismo desempeña un papel fundamental en el control de peso, haciendo que tener un metabolismo acelerado resulte de suma importancia.

Las dietas de inanición o aquellas que imponen restricciones calóricas severas realmente reducen la tasa metabólica. El organismo experimenta una reducción en la ingesta de nutrientes necesarios, lo cual conlleva a un descenso en la tasa de metabolismo. Como resultado, la persona se sentirá desanimada, fatigada y posiblemente experimentará cansancio, aunque el grado de pérdida de peso será insignificante.

La tasa metabólica en nuestro organismo se refiere a la cantidad de energía, expresada en calorías, que se consume en un periodo determinado. Ya sea que se encuentre laborando, erguido, participando en actividades recreativas, alimentándose o reposando, el cuerpo humano no cesa su labor, requiriendo de manera constante energía para el adecuado funcionamiento de múltiples órganos. De la cantidad total de energía requerida, el hígado únicamente utiliza un 27%, mientras que el cerebro consume otro 19%. Incluso el simple acto de procesar los alimentos que se consumen conlleva la quema de calorías, representando aproximadamente el 10% del gasto diario.

Si posee una tasa metabólica elevada, podrá aumentar la cantidad de calorías consumidas en un período de tiempo determinado, lo cual facilitará la pérdida de peso. Sin embargo, mantener una vida sedentaria y estresada puede disminuir su tasa metabólica. Además, diversos factores como enfermedades crónicas, medicamentos y desequilibrios hormonales también pueden influir en la disminución del metabolismo.

La tasa metabólica de los individuos sanos se encuentra en un nivel superior en comparación con aquellos que presentan sobrepeso. Esta discrepancia se debe a la simple razón de que los músculos tienen un mayor requerimiento energético en comparación con las células adiposas. Por lo tanto, cuanto mayor sea la proporción de grasa corporal, menor será la tasa metabólica, lo cual dificultará la pérdida de peso debido a la reducción de las necesidades energéticas del organismo. Es posible lograr esta transformación mediante el incremento gradual de las exigencias energéticas corporales. Sin embargo, es importante señalar que consumir alimentos altamente calóricos y nutritivamente deficientes, como la comida chatarra, tendrá un efecto negativo en el metabolismo, favoreciendo la acumulación de tejido adiposo. Para incrementar su metabolismo, es necesario centrarse en una alimentación saludable y nutritiva, ya que la calidad de los alimentos que consuma tendrá un impacto positivo en su tasa metabólica.

Además, el ejercicio constituye una excelente estrategia para incrementar la tasa metabólica, al generar una notable demanda energética que motiva al cuerpo a emplear el excedente energético disponible. La consecución de patrones de sueño consistentes también puede contribuir a mejorar la tasa metabólica.

El ayuno intermitente es una alternativa sobresaliente para fomentar el incremento de la tasa metabólica; investigaciones han evidenciado que el ayuno intermitente puede dar lugar a un aumento del 10% en dicha tasa. Este programa representa una oportunidad significativa para lograr la pérdida de peso y la reducción de la circunferencia de la cintura.

El ayuno intermitente genera un desequilibrio en el aporte energético al mismo tiempo que garantiza el cumplimiento de los requisitos de macronutrientes, vitaminas y minerales. Además, contribuye a la producción de determinadas hormonas fundamentales para incrementar la tasa metabólica.

La ingesta frecuente de alimentos ejerce una considerable carga sobre el organismo en su labor de procesar dicha energía, y esto constituye una de las causas por las cuales las personas experimentan somnolencia tras consumir una comida abundante. El organismo requiere de un periodo considerable para distribuir dicha energía por distintas áreas corporales. El excedente energético dificulta este proceso de manera altamente ineficiente, contribuyendo al incremento de los depósitos adiposos.

El ayuno intermitente genera un desequilibrio energético y provoca que su organismo optimice el procesamiento de la energía. Además, si se produce un aumento en la tasa metabólica, contribuye a la pérdida de peso.

1. ¿Cuál es la definición del ayuno intermitente?

El concepto de ayuno intermitente puede parecer algo técnico, no obstante, es probable que ya haya experimentado esta práctica previamente sin percatarse. Denominado igualmente como Inteligencia Artificial (IA), está adquiriendo rápidamente reconocimiento como uno de los métodos más populares para lograr la reducción de peso y la mejora de la salud. No resulta sorprendente que el ayuno proporcione efectos notables y produzca resultados asombrosos en numerosos individuos.

Los beneficios trascienden la mera pérdida de peso: el ayuno tiene la capacidad de disminuir la inflamación, retardar el proceso de envejecimiento y potenciar la salud cerebral. Estos beneficios aparentan ser favorables, ¿no es cierto?

Aunque el ayuno intermitente parece presentar ciertos beneficios prometedores, es posible que no sea adecuado para todos, particularmente teniendo en cuenta las diferencias de género. En la actualidad, se están llevando a cabo más investigaciones acerca del ayuno intermitente en relación con las ratas que con respecto a los seres humanos.

La eficacia del ayuno intermitente en tu caso parece depender en última instancia de la biología humana. Aunque los períodos de ayuno más breves suelen considerarse seguros para la mayoría de las personas, se desaconseja el ayuno intermitente en mujeres debido a los períodos prolongados de ayuno asociados.

Previo a ahondar en los pormenores, examinemos con mayor detenimiento qué es el ayuno intermitente, su funcionamiento y las ventajas y desventajas de esta moda dietética para el género femenino.

Inicialmente, resulta provechoso adquirir conocimiento acerca de la distinción existente entre el estado de ayuno y el estado de alimentación.

La condición de estar en ayunas versus la condición de estar alimentado

Cuando te alimentas en intervalos frecuentes, te encuentras en un estado de "satisfacción nutricional", en el cual tu organismo se ocupa de procesar, incorporar y aprovechar los nutrientes de los alimentos que consumes. La prioridad principal aquí no es la quema acelerada de grasa. La mayoría de nosotros nos mantenemos alimentados a lo largo del día, a excepción de los períodos de descanso nocturno.

A diferencia de la mayoría de los regímenes dietéticos que prescriben los alimentos a consumir, el ayuno intermitente se enfoca en la programación temporal de las comidas, al incluir períodos de abstención periódica en la rutina alimentaria. Asimismo, no conlleva el monitoreo de las calorías ni de los macronutrientes. En realidad, no se establecen requerimientos específicos con respecto a los alimentos a consumir o evitar, lo que implica que se trata más de un estilo de vida que de una dieta.

El ayuno intermitente puede acarrear ciertos beneficios en términos de pérdida de peso, debido a su capacidad de promover la transición del estado alimentado al estado de ayuno. En este último estado es cuando su organismo puede acelerar verdaderamente la quema de grasas.

Cómo se desarrolla el ayuno intermitente

El ayuno intermitente se caracteriza por la abstención de consumo de alimentos durante intervalos de tiempo específicos, típicamente que van desde las 12 hasta las 48 horas. Este lapso temporal es conocido como el periodo de abstinencia alimentaria, durante el cual se restringe la ingesta a líquidos únicamente, tales como agua, infusiones de hierbas o café.

Algunos especialistas sugieren la ingesta de jugos de vegetales verdes con bajo contenido calórico y la toma de suplementos durante el ayuno como una opción para mantener de manera constante el suministro de vitaminas y minerales, mientras que existe otra opinión que defiende exclusivamente la ingesta de agua. Similarmente a varios asuntos relacionados con la salud, las normas referentes al ayuno intermitente son subjetivas y varían en función de la fuente consultada. Desde mi punto de vista, considero que el agua, el té y el café sin azúcar son las alternativas más adecuadas durante el período de ayuno.

En el caso de realizar un ayuno de menos de 24 horas, igualmente dispondrás de un período designado para la ingesta de alimentos. Este constituye el período designado para el consumo alimentario previo al comienzo del período de ayuno. En la mayoría de los individuos que llevan a cabo el ayuno intermitente, su periodo de alimentación abarca de seis a doce horas. Los intervalos de ayuno más frecuentes suelen ser de 12, 14, 16 y 18 horas.

Como muestra, en el caso de un ayuno de 12 horas, el lapso reservado para la ingesta de alimentos abarcaría un período de 12 horas. Se le permite iniciar su periodo de alimentación a partir de las 7 a.m. y se le solicita finalizarlo a las 7 p.m. Se recomienda romper el ayuno al día siguiente a las 7 de la mañana.

A pesar de que algunos de los enfoques de ayuno intermitente disponibles en línea pueden parecer más rigurosos que otros (algunos pueden requerir ayunar por más de 48 horas), la verdadera ventaja del ayuno intermitente reside en la flexibilidad que otorga al permitirte seleccionar y explorar la duración de tus períodos de ayuno. Esta estrategia no solo conlleva la posibilidad de determinar la viabilidad de incorporar el ayuno intermitente a su estilo de vida, sino también de descubrir el período óptimo de ayuno que le permita mejorar su bienestar físico.

El ayuno intermitente en comparación con una dieta de baja ingesta de carbohidratos

En caso de que esté interesado en disminuir la grasa corporal, una opción muy popular es adoptar una dieta que limite la ingesta de carbohidratos. Hay múltiples variantes de regímenes alimenticios reducidos en carbohidratos, que abarcan desde la reconocida dieta Atkins hasta el enfoque de la dieta South Beach.

Las dietas de bajo contenido de carbohidratos no son de reciente creación; el concepto no fue ideado por el Dr. Robert Atkins, como erróneamente se podría inferir. Las dietas con un bajo contenido de carbohidratos se establecieron antes que otras especialidades médicas relacionadas con la alimentación en los Estados Unidos. UU. Al igual que Herman Tarnower y Herman Taller.

En los albores del siglo XIX, Jean Anthelme Brillat-Savarin introdujo por primera vez los regímenes de alimentación que autorizan el consumo de carne, ciertos productos lácteos, ensaladas y vegetales sin contenido de almidón, a la vez que limitan o prohíben el consumo de alimentos que contienen azúcar o almidón.

Actualmente, persiste la controversia entre profesionales de la medicina y expertos en nutrición en torno a cuál es la óptima estrategia alimentaria para adoptar y lograr la pérdida de peso.

Indudablemente, existen pruebas que demuestran que la disminución de peso inicial al seguir una alimentación baja en carbohidratos conlleva a la reducción de tejido adiposo en el cuerpo. En un estudio reciente sobre las dietas populares llevado a cabo por Gardner CD, Kiazand A, Alhassan S, entre otros investigadores.

Un análisis de los planes dietéticos Atkins, Zone, Ornish y LEARN con respecto al cambio de peso y los factores de riesgo asociados entre mujeres premenopáusicas con sobrepeso: el Estudio de pérdida de peso de la A a la Z: un ensayo aleatorio publicado en el Journal of the American Medical Association (JAMA) en 2007.

La dieta Atkins demostró ser la más efectiva en términos de pérdida de peso durante un lapso de tiempo de 2 y 6 meses. Este es el contenido que ha sido notoriamente referido en los medios de comunicación.

No obstante, a lo largo de un lapso de 12 meses, los resultados alcanzados mediante la adherencia a la dieta Atkins resultaron menos impresionantes y no demostraron mayor eficacia en comparación con las otras dietas contempladas en dicho estudio.

Mi perspectiva personal, fundamentada en mi experiencia de seguir una dieta restringida en carbohidratos, es que resulta efectiva en el corto plazo. Sin embargo, considero que planes alimenticios como el método Atkins carecen de viabilidad sostenida a largo plazo.

Desde mi perspectiva, con el fin de reducir la grasa corporal y mantener un control adecuado del peso, es crucial adoptar un enfoque alimenticio sostenible a largo plazo, en lugar de seguir dietas restrictivas de corta duración.

En antaño he seguido los regímenes de Atkins, The South Beach Diet y Fat Flush. He incorporado elementos de todos estos planes de dieta, los he adoptado en mi rutina diaria como parte de mi estilo de vida actual.

Asimismo, poseo una mayor comprensión acerca del impacto que los carbohidratos refinados generan en mi organismo, no obstante, la realidad fundamental radica en que no estaría en condiciones de adherirme a estos planes como una modificación sostenible de mi estilo de vida a largo plazo.

Durante el transcurso de este año, he dejado atrás mi rol de "Dietador". Esta observación implica que dejaré de rechazar la comida que me gusta. He cesado en mi atención a los medios discursar acerca de la más reciente dieta de moda y tendencia en la reducción de tejido adiposo.

Todas las dietas presentan un atractivo, no obstante, al culminar el día, resulta evidente que, de una manera u otra, necesitamos reducir nuestra ingesta alimentaria. Entonces, cuál sería la resolución de este problema?

En mi opinión, el método más eficiente para reducir grasa corporal y gestionar mi peso es a través de la implementación de la técnica conocida como ayuno intermitente. El ayuno intermitente se basa en la práctica de periodos de abstinencia alimentaria que se integran de manera habitual en el estilo de vida de uno. Aún mantienes la rutina diaria de alimentación, sin embargo, tendrás la oportunidad de incluir un lapso de hasta 24 horas en el que no consumas alimentos durante el transcurso de tu jornada.

La implementación del método de ayuno intermitente una o dos veces por semana conlleva una disminución del tejido adiposo, al tiempo que permite el pleno disfrute de los alimentos de tu preferencia. Durante los días en los que no estás en ayuno, llevas a cabo una alimentación en conformidad con tu rutina común. En línea con el enfoque de vida basado en la inteligencia artificial, continúo excluyendo los carbohidratos de mi plan de alimentación.

De hecho, estoy siguiendo una restricción de carbohidratos durante un período de dos días completos a la semana.

Sería viable discutir la teoría, pero personalmente prefiero enfocarme en los resultados.

Durante las primeras siete semanas de implementar el ayuno intermitente como método para lograr la reducción de peso, se observó una disminución del 12% en mi porcentaje de grasa corporal, así como una pérdida total de 24 libras.

A lo largo de mi experiencia de catorce años experimentando con distintas estrategias dietéticas, jamás he obtenido resultados equiparables a los que he logrado ahora.

El segundo punto relevante radica en que, en contraste con mi experiencia con regímenes alimentarios bajos en carbohidratos, no he experimentado ninguna sensación de limitación con respecto al ayuno intermitente, ya que no he experimentado antojos de alimentos particulares como sí lo hacía con la dieta baja en carbohidratos, dado que no se me prohíbe consumir ningún tipo de alimento.

¿Cuál es la razón por la cual percibo que el régimen de ayuno intermitente constituye una estrategia viable a largo plazo, incluso después de tan solo 7 semanas de implementación? La razón radica en que en cada dieta que he experimentado previamente, hubieron jornadas en las que me sentía limitado, lo cual hizo que la dieta se tornara difícil, incluso en aquellas a las que logré adherirme durante 7 semanas.

La distinción radica en el hecho de que el ayuno intermitente no es un régimen dietético, ya que no impone ninguna restricción en el consumo de alimentos.

Una vez que haya llevado a cabo el ayuno intermitente de manera exitosa en una ocasión, adquiere el conocimiento para implementarlo en su rutina diaria. La forma en que lo incorpora y con qué frecuencia lo practica dependerá totalmente de su elección personal. Esta es la principal ventaja del ayuno intermitente, su capacidad de adaptarse a su estilo de vida. En contraste, cuando seguía una dieta en el pasado, su impacto en su día a día solía ser mucho más dominante.

Una vez más, este constituye un ejemplar destacado de las razones que explican el fracaso de las dietas.

Por lo tanto, me permito sugerir que, si está interesado en la reducción de la grasa corporal y considera que debe disminuir el consumo de carbohidratos, podría evaluar la posibilidad de implementar el régimen de ayuno intermitente. Transformate en un 'entusiasta retirado de la dieta' y hazme saber tus progresos. CLIC AQUI

¿Cuál es el impacto del ayuno intermitente en las células y las hormonas?

Durante la práctica del ayuno, se producen numerosas modificaciones a nivel celular y molecular, entre las cuales se pueden mencionar:

Hormona del crecimiento humano (HC); los niveles de la hormona del crecimiento experimentan un incremento considerable y pueden llegar a aumentar hasta cinco veces, lo cual promueve la reducción de peso y el desarrollo de masa muscular.

La sensibilidad a la insulina experimenta una mejora sustancial y se observa una disminución significativa en sus niveles.

En los períodos de ayuno, se desata un proceso de revitalización celular en el cual las células emprenden la eliminación de proteínas obsoletas y disfuncionales.

Se producen modificaciones en la funcionalidad de los genes vinculados a la longevidad y la resistencia a enfermedades.

¿Es El Ayuno Intermitente Adecuado Para Todas Las Personas?

El ayuno intermitente resulta adecuado para aquellos individuos que gozan de una óptima salud, mientras que no se aconseja en gran medida para aquellos que padecen de diabetes u otros trastornos metabólicos, enfermedades cardiovasculares o cáncer.

Además, conviene destacar que el ayuno no resulta adecuado para infantes, mujeres gestantes o lactantes, individuos de edad avanzada y aquellos que han padecido trastornos alimentarios.

Ocho recomendaciones para iniciar el régimen de ayuno intermitente

Resulta de vital importancia que tomes en consideración las siguientes recomendaciones:

No sobredimensionar las porciones alimenticias luego de efectuar un ayuno.

Se recomienda encarecidamente consultar a un médico para evaluar el estado de salud actual previo a comenzar el ayuno.

Es necesario implementar pautas dietéticas apropiadas, adhiriendo a una alimentación saludable y balanceada.

Consumir abundantes cantidades de agua o infusiones no azucaradas.

Es preciso tener una adecuada dosis de paciencia durante el proceso de adaptación del organismo a las modificaciones derivadas del ayuno.

Realizar sesiones de ejercicios de fortalecimiento de manera constante y asegurarse de consumir una cantidad adecuada de proteínas para evitar la pérdida de masa muscular.

RECOMENDACIONES PARA MANTENERSE FIEL AL AYUNO

Conservar una postura firme al comenzar un programa de ayuno intermitente no es una empresa sencilla, por consiguiente, las siguientes sugerencias le facilitarán mantener un rumbo adecuado y aprovechar al máximo los beneficios del ayuno.

Es importante mantener un adecuado nivel de hidratación consumiendo una cantidad suficiente de agua y bebidas no calóricas, como infusiones de hierbas, a lo largo de todo el día.

Procure mantenerse ocupado, especialmente durante los días de ayuno, para evitar que la comida ocupe sus pensamientos.

Se recomienda evitar actividades físicas exhaustivas, especialmente durante los días de ayuno. En cambio, el ejercicio de intensidad moderada, como el yoga, puede ser beneficioso.

Ingerir alimentos de considerable tamaño, cuya ingesta brinde una sensación de saciedad, pero que a su vez sean bajos en contenido calórico. Algunos ejemplos de estos alimentos incluyen palomitas de maíz, vegetales crudos y frutas con una elevada concentración acuosa, como las uvas y el melón.

Potenciar el sabor de tus comidas mediante la adición de ajos, hierbas, especias o vinagre, ya que estos ingredientes poseen una cantidad ínfima de calorías pero una gran riqueza de sabores.

BCAA

11.1 ¿Cuál es la definición de los BCAAs?

BCAA es una sigla que refiere a Branched-Chain Amino Acid, conocidos también como Aminoácidos Ramificados o Aminoácidos de Cadena Ramificada en español. Estos se caracterizan como un grupo de aminoácidos no lineales que están involucrados en el proceso de síntesis proteica. Estos aminoácidos esenciales incluyen la Leucina, la Isoleucina y la Valina.

Los aminoácidos de cadena ramificada (BCAAs) promueven el crecimiento celular al activar una enzima responsable de esta función. Este componente superior es conocido como mTor (siglas de Diana de rapamicina en células de mamífero).

11.2 Ventajas de los aminoácidos de cadena ramificada (BCAAs)

Los BCAAs cuentan con una extensa gama de ventajas, como por ejemplo:

Mejorar el proceso de síntesis proteica después del entrenamiento.

Mejorar el sistema inmune.

Mejorar la recuperación muscular.

Aliviar la tensión y el cansancio muscular.

Mejorar el sueño, etc.

PROTEÍNA DE SUERO

12.1 ¿Cuál es el significado de la proteína de suero de leche?

La proteína Whey, también conocida como proteína de suero, se caracteriza por ser una proteína de calidad excepcional, que posee un perfil completo de aminoácidos.

La proteína de suero lácteo deriva de la leche, es importante mencionar que la leche constituye una fuente prácticamente impecable de proteínas.

¿Podría proporcionar información sobre los diferentes tipos de suero disponibles?

Hay tres variantes de proteína de suero de leche, las cuales varían en función de la cantidad y calidad de los aminoácidos presentes:

Concentrado de suero. Este presenta un nivel elemental y puede alcanzar una concentración proteica que oscila entre el 35% y el 85%. En esta instancia, el suero experimenta un procedimiento de filtración mediante el cual se procede a la separación de una cantidad significativa de la grasa y la lactosa que están presentes en él.

Aislado de suero. Este presenta un nivel de concentración proteica que oscila entre el 85% y el 95%. Este suero experimenta un proceso de filtración más gradual, lo cual permite adquirir un producto de mayor pureza, desprovisto de cualquier remanente de nutrientes adicionales como lípidos o carbohidratos.

Hidrolizado de suero. Esta proteína de suero de leche es la de mayor valor en el mercado en términos de precio. Ha sido sometida a un proceso de hidrólisis especial que fragmenta las proteínas de cadena larga para generar otras de menor longitud.

12.3 Impacto de la proteína de suero de leche

A la proteína de suero se le atribuyen los siguientes efectos:

El suero de proteína aumenta de manera más significativa la síntesis proteica en el músculo que otras fuentes de proteína a corto plazo.

Esta proteína promueve de manera más significativa la producción de insulina en comparación con otras fuentes de proteína.

Se ha observado que la inclusión de dosis superiores a las cantidades diarias recomendadas de estos alimentos en la dieta se relaciona con una mayor reducción de peso.

El aporte de suplementos de proteína de suero de leche incrementa la cantidad de tejido muscular magro en dietas de alto contenido calórico.

Se sostiene que este compuesto es un factor que colabora en la reducción de los niveles de triglicéridos presentes en el torrente sanguíneo, además de ejercer un efecto disminutivo sobre la presión arterial.

12.4 ¿Cuál es la justificación de consumir proteína de suero?

Considerar la inclusión de proteína Whey en la dieta constituye una opción de excelente calidad, si bien no debe asumirse como la principal fuente de proteínas; para esta función, pueden valorarse alternativas disponibles en el mercado como la leche entera, huevos enteros, carnes, pescados, entre otros.

Cuál Es El Efecto Fisiológico En El Organismo Durante El Proceso De Ayuno?

Durante el ayuno, experimentamos un profundo proceso de curación en nuestro organismo. Se desencadenan diversas proteínas en nuestro cuerpo y se manifiesta la impactante maravilla de la naturaleza. Nuestro organismo ha desarrollado una adaptación a la falta de alimentación a lo largo de su historia y cuando se encuentra frente a un periodo de abstención de comida, se desencadenan diversas respuestas químicas como consecuencia."

Si cumplimos con un ayuno diario de 12 horas, experimentaremos un aumento significativo en la producción de la

Hormona de Crecimiento. Se trata de una hormona con propiedades antienvejecimiento que promueve la eliminación de las acumulaciones de grasa corporal. Además, contribuye a la síntesis de proteínas en las articulaciones, favoreciendo así su proceso de recuperación.

Cuando extendemos nuestro período de ayuno intermitente a 18 horas diarias, desencadenamos un proceso fisiológico conocido como autofagia, en el cual nuestro organismo inicia automáticamente el reciclaje de proteínas envejecidas y dañadas para utilizarlas como fuente de energía y generar proteínas nuevas en su reemplazo... Además, se elimina de hongos, microorganismos, Candida, entre otros...

- Al transcurrir un período de 24 horas sin ingerir alimento alguno (aunque inicialmente suene desafiante, se vuelve considerablemente factible a medida que avanzamos: comenzando por lo más importante), nuestro organismo agota su reserva de glucosa almacenada en el hígado. El organismo libera cetonas, las cuales representan un sustrato metabólico más eficiente que el glucógeno. De esta manera, iniciamos el uso de la energía almacenada, así como el proceso de desintoxicación de la grasa en el hígado y en el resto del organismo. Las cetonas también poseen propiedades supresoras del apetito, lo cual contribuye a la reducción de los antojos de alimentación en ese momento. Además, se produce una disminución de la inflamación y se inicia un proceso de curación del intestino. Iniciamos la producción de células madre intestinales tras el vaciamiento del tracto intestinal de nutrientes. La función cardíaca se ve mejorada, dado que nuestro sistema cardiovascular muestra una mayor afinidad hacia las cetonas en comparación con la glucosa. Además, nuestro cerebro inicia el proceso de reparación.

- Una vez transcurrido un período de ayuno de más de 24 horas, se inicia la reparación de ciertos genes. - Después de un periodo de ayuno que excede las 24 horas, se pone en marcha el proceso de reparación de genes específicos. - Tras sobrepasar las 24 horas de ayuno, se activa la reparación de determinados genes. Se han observado alteraciones favorables en diversos genes y moléculas que guardan relación con la longevidad y la inmunidad frente a enfermedades. Además de ello, nuestro organismo mantiene un equilibrio en la concentración de oxidantes, los cuales desempeñan funciones de limpieza en cuanto a la eliminación de microorganismos, cándidas, hongos, entre otros. Gracias a la presencia de una notable cantidad de antioxidantes, este producto ofrece una protección efectiva contra los procesos de oxidación corporal. Este fenómeno está promoviendo un estado de armonía y bienestar, aliviando el estrés y contribuyendo a la sanación.

Existe un fenómeno intrigante que acontece a las 08:00 horas. todas las mañanas: nuestros niveles de CORTISOL aumentan. Este proceso aumenta los niveles de glucosa en el organismo y da lugar a un incremento en los niveles de azúcar en la sangre. No existe motivo de consternación en relación a este asunto, dado que la situación se verá favorecida con el transcurso del tiempo. Además, es posible solucionarlo mediante la realización de una actividad física temprano por la mañana. En cuanto a esto último, podrías considerar la práctica de yoga y estiramientos, incluidos en detallado programa que he diseñado.

Por consiguiente, ¿cuáles son los impactos benéficos del ayuno intermitente? ¡Vamos a averiguarlo!

Las repercusiones favorables del ayuno intermitente (AI)

1. La inteligencia artificial modifica la actividad de las hormonas de

crecimiento humano (HGH), las cuales contribuyen a aumentar la disponibilidad de las reservas de grasa corporal y favorecen el proceso de combustión de grasas y desarrollo muscular.

2. Facilitar procesos celulares de reparación significativos, tales como la expulsión de los desechos celulares. Esto lleva a:

3. Reparación celular.

4. Se han observado avances sustanciales en los genes asociados con el aumento de la esperanza de vida y la resistencia a enfermedades.

5. Se garantiza una reducción en el peso corporal: disminuimos nuestra ingesta alimentaria, lo que resulta en un menor consumo calórico diario, aumentamos nuestra ingesta de agua y jugos

depurativos que eliminan toxinas y promueven la limpieza intestinal. El grado de pérdida de peso estará determinado por la elección de alimentos durante el periodo de no consumo.

6. Se ha evidenciado científicamente que el ayuno intermitente exhibe notables beneficios en términos de la sensibilidad a la insulina y conlleva a una impactante disminución en los niveles de glucosa en la sangre.

7. La implementación de AI disminuye las probabilidades de desarrollar diabetes tipo 2

8. Disminuye el estrés oxidativo mediante la restauración del equilibrio entre los elementos oxidantes y antioxidantes presentes en el organismo.

9. Reduce la inflamación.

10 Resulta provechoso para la salud cardiovascular: existen evidencias que demuestran que la IA puede disminuir los niveles de glucosa en la sangre, el colesterol LDL y la presión arterial.

11 Reparación celular mediante Autofagia.

12 Puede prevenir el cáncer. El cáncer se distingue por la proliferación desenfrenada de células. Mediante la modificación de los procesos metabólicos corporales, la inteligencia artificial puede regular su crecimiento y, por lo tanto, reducir la probabilidad de desarrollar cáncer.

13 Además, existen pruebas que respaldan la capacidad del aprendizaje automático para disminuir las consecuencias adversas de la terapia de quimioterapia.

14 El trastorno de Alzheimer constituye la patología neurodegenerativa más prevalente a nivel global. En la actualidad, la ciencia no ha logrado descubrir una cura para ello, por lo tanto, nuestra única opción es enfocarnos en la prevención. Los estudios realizados en animales han corroborado que la adopción de períodos de ayuno de corta duración, conocidos como AI, tiende a brindarnos protección contra enfermedades neurodegenerativas.

15. La IA contribuye al incremento de la longevidad, lo cual resulta sumamente emocionante.

El Ayuno Intermitente Y Su Impacto En El Metabolismo

El ayuno intermitente ofrece notables beneficios para el metabolismo. Es muy probable que en algún momento de tu existencia hayas presenciado a alguien expresar que "durante los tiempos de guerra, mi padre experimentó escasez de alimentos, y debido a dicha situación logró sobrevivir hasta los 102 años". Expresión empleada para caracterizar un periodo desafiante en la estructura social. La sensación de hambre está fuertemente vinculada a la resistencia a la muerte. Se afirma que las adversidades otorgan mayor fortaleza a los individuos, mientras que los hombres valientes son quienes generan períodos prósperos. Por otro lado, los tiempos favorables propician la aparición de personas vulnerables, siendo los hombres débiles quienes desencadenan épocas difíciles. Si examinamos detenidamente la historia, encontraremos que existe cierta lógica en ello. Los períodos difíciles han moldeado a los individuos de tal manera que, para sobrevivir, se requiere cierto nivel de sacrificio personal.

Los seres humanos poseemos de forma inherente en nuestra composición genética la necesidad de mantener una alimentación saludable, disciplinada en términos de horarios y no siempre basada en nuestras preferencias personales; todas estas prácticas constituyen indicadores de un estado de sufrimiento. La preocupación por mantener una buena salud es considerada un gran acto de renuncia, lo cual explica la existencia de problemas de obesidad. La simple idea de adoptar una dieta más saludable nos resulta una carga abrumadora.

A lo largo de la historia, el ayuno se ha utilizado con fines médicos y religiosos en diversas culturas, como usted ha señalado debidamente. Además, en el siglo XX, ha habido un mayor énfasis en el empleo del ayuno como un medio para mejorar los hábitos dietéticos y lograr la pérdida de peso. El ayuno intermitente ha sido objeto de especulaciones dogmáticas por parte de expertos que se respaldan en números y estadísticas débiles, con el objetivo de socavar la fundamentación de este sistema ancestral.

Sin embargo, en los últimos años se ha logrado un progreso significativo en comprender los beneficios y los efectos que el ayuno produce en el organismo. Estudios rigurosos destacan de manera concluyente la influencia del ayuno en el metabolismo.

Inicialmente, los estudios indican que existe una potencial capacidad rejuvenecedora que ha sido descubierta recientemente.

Hubo un estudio notable llevado a cabo por un grupo de investigadores japoneses de la Universidad de Okinawa y la Universidad de Kyoto en Japón, incluyendo a Takayuki Teruya, Romanas Chaleckis, Junko Takada, Mitsuhiro Yanagida y Hiroshi Kondoh. En este estudio, se sometió a un grupo de 58 individuos a un ayuno voluntario, antes y después del cual se midieron los niveles de varios metabolitos, las sustancias que resultan de las reacciones químicas en nuestro cuerpo. Se observó un aumento en los niveles de 14 metabolitos previamente conocidos, así como de otros 30 metabolitos que aún no habían sido descritos.

El doctor Takayuki Teruya, uno de los investigadores del estudio, detalla que durante un largo periodo han estado dedicados a la investigación del proceso de envejecimiento y del metabolismo. En este sentido, han ampliado su investigación para explorar los impactos que provoca el ayuno intermitente en la salud de las personas. Obteniendo unos resultados que resultaron ser verdaderamente asombrosos, en oposición a las expectativas de los investigadores, el ayuno provoca una activación metabólica considerable.

El incremento de los metabolitos previamente mencionados obedece a una respuesta fisiológica del organismo para compensar la deficiencia energética, lo cual conlleva a la falta de nutrientes; en términos más sencillos, el cuerpo se defiende liberando compuestos antioxidantes, un hallazgo que no había sido sospechado con anterioridad a la realización de este estudio.

El Dr. Teruya expone la incidencia de este hallazgo, ya que los metabolitos desempeñan un papel fundamental en el mantenimiento del tejido muscular y en la actividad antioxidante. Los resultados sugieren la existencia de un posible efecto rejuvenecedor, desconocido hasta ahora.

La forma en la que lo realiza consiste en utilizar los carbohidratos como fuente de energía diariamente. Sin embargo, en ausencia de tales recursos, el organismo recurre a utilizar sus reservas de grasa como fuente de energía, dejando trazas de este proceso alternativo en el cuerpo. Esas sustancias son metabolitos, que incluyen particularmente butiratos, carnitinas y aminoácidos. En el presente estudio, se determinó que los niveles de dichas sustancias experimentaban un marcado aumento durante el periodo de ayuno intermitente.

Sin embargo, en esta investigación centrada en el metabolismo, los descubrimientos no se detuvieron allí. Los niveles de sustancias generadas por el ciclo de Krebs, mediante el cual cada célula puede convertir moléculas que contienen carbono, hidrógeno y oxígeno en adenosintrifosfato (ATP), la molécula que proporciona energía al organismo, y CO_2 como subproducto similar a una reacción de combustión, muestran un aumento significativo durante los periodos de ayuno. Esto sugiere que las mitocondrias, que son las fuentes de energía de las células, están operando por encima de su nivel habitual.

De la misma forma en que una estructura de hierro expuesta al sol se corroe, nuestro cuerpo se expone al oxígeno, lo cual puede presentar un desafío debido a su alta reactividad y su capacidad de afectar el ADN en el núcleo celular. No obstante, esta influencia no siempre conlleva consecuencias negativas. Uno de los factores que más propicia la ocurrencia de corrosión es la falta de nutrientes. Por consiguiente, los investigadores sostienen la creencia de que el organismo tiende a equilibrar los efectos del ayuno mediante la generación de una abrumadora cantidad de moléculas antioxidantes.

Aunque este proceso aún está en investigación, podemos afirmar con seguridad que el ayuno conlleva numerosos beneficios para el organismo y ayuda a mantener una mejor salud.

No intervenga en su propio camino.

No existe un momento idóneo para iniciar la práctica del ayuno intermitente. Según la teoría, se puede dar comienzo en cualquier instante. Particularmente durante los primeros días consecutivos de ayuno, sería preferible no tener que asistir al trabajo, o si es factible, posponerlo para más tarde si se acerca un evento deportivo importante o una ocasión similar. Sin embargo, en particular en lo que concierne a los periodos de ayuno por hora, no es necesario dedicar una excesiva cantidad de tiempo reflexionando sobre el concepto ideal y realizando los preparativos necesarios. No es imprescindible, lo verdaderamente eficaz para usted se revelará en la implementación práctica. A continuación, proceda y observemos los resultados que se producen.

No obstante el método seleccionado, resulta crucial la manera de iniciar el ayuno intermitente. En última instancia, el desafío se presenta notablemente elevado en su fase inicial. Este fenómeno se atribuye, en parte, a que implica una significativa transformación tanto para usted como para su organismo, y requiere de un periodo considerable para adaptarse a un régimen alimentario distinto. Existen posibilidades de que se presenten errores y que se carezca de conocimiento sobre cómo responder en situaciones específicas.

Sin embargo, los errores constituyen oportunidades de aprendizaje, y conforme adquiera mayor experiencia, estará en condiciones de evaluar su cuerpo con mayor precisión y actuar de manera más efectiva. Además, es posible que inicialmente surjan ciertas dudas, lo cual podría conducir rápidamente a una renuncia prematura y a etiquetar el concepto en su totalidad como algo completamente inaceptable. Sería lamentable, ya que es posible que haya experimentado recientemente un contratiempo imprudente o simplemente no haya descubierto aún la forma de hacerlo funcionar.

Además de esto, sin haber tenido la ocasión de presenciar los notables beneficios que el ayuno intermitente puede brindarle.

Este punto nos conduce a uno de los errores más frecuentes cometidos por los principiantes, que puede desencadenar resultados adversos, concretamente la selección errónea del método: teóricamente pudo haber parecido viable, no obstante en la práctica se hubo de constatar que los obstáculos cotidianos se interponían continuamente. No es gran cosa. Resultaría difícil determinarlo sin haberlo experimentado previamente.

Sería poco prudente, no obstante, renunciar definitivamente al ayuno intermitente en lugar de brindar una oportunidad a otro enfoque. Como ilustración, en caso de haber experimentado con el enfoque de ayuno 16:8 pero experimente restricciones excesivas, le sugerimos considerar la opción de realizar un ayuno completo durante todo un día. Para ello, puede anticiparse al ayuno preparando dos días previos con comidas ligeras. Idealmente, si le es posible, le recomendamos reservar un fin de semana para dedicarlo a su bienestar personal. Opera de idéntica manera.

En el caso de que realmente sostuviera la creencia de que la variante 5:2 no representaría un contratiempo para usted, sería más factible inducir al cuerpo a adaptarse a la generación de energía a través del metabolismo de los lípidos, mediante el proceso gradual de ayunar por períodos de tiempo que posteriormente se podrían prolongar de forma progresiva. Adopte un enfoque proactivo en el desarrollo de una estrategia idónea, sin depender exclusivamente de directrices externas preestablecidas. Es fundamental que realice investigaciones, sobre todo al principio, y derive inferencias racionales acerca de lo que no le conviene y cómo podría abordarlo a largo plazo.

El segundo error que se menciona guarda una relación directa con el error previamente expuesto. Resulta prematuro emitir un juicio definitivo y abandonar la empresa. Tras transcurrir algunos días, todavía será prematuro evaluar si el estilo de vida resulta idóneo para usted o no. La transformación fisiológica y psicológica no se produce a tal velocidad. Por lo general, suele requerirse de uno a tres semanas. Y de esa manera, considerando el contexto, podríamos decir que se logró con bastante celeridad. En definitiva, ha sustentado su cuerpo con una ingesta regular de alimentos a lo largo de su existencia, celebrando múltiples comidas diarias a lo largo de los años. Por consiguiente, no deberá esperar poder eliminar dichos hábitos de manera instantánea.

Las expectativas desempeñan una función de gran importancia. Desde esta perspectiva, cometería un equívoco estableciendo objetivos poco realistas y mostrando excesiva impaciencia por alcanzarlos. Lamentablemente, se encuentra constantemente expuesto en los medios de comunicación a la sorprendente simplicidad con la que se aborda el concepto del ayuno intermitente. Sin embargo, sigue siendo un desafío considerable y usted puede sentirse satisfecho por cada progreso que logra en la dirección adecuada, independientemente de su magnitud. Para aquellos de ustedes, podría resultar más beneficioso poner a prueba su autodisciplina desde el principio y establecer un enfoque radical, donde se den saltos inmediatos al agua fría y se continúe avanzando. En esencia, resulta altamente provechoso para aquellos individuos altamente motivados que desean lograr sus metas de forma expedita, si bien se recomienda evitar precipitaciones. Igualmente, es imperativo que reconozca sus restricciones y preste atención a las señales que le envía su organismo.

En caso de que no logre ejecutar directamente el período de ayuno que se ha propuesto, esto en ningún caso indica una falta de fuerza o habilidad. No existe ningún inconveniente en aproximarse al intervalo de ayuno a su propio ritmo. No se trata de una competencia y no se ve afectado por el paso del tiempo, ya que se considera una transición permanente. En caso de que desee practicar un ayuno con una proporción de 16:8, podría considerar, por ejemplo, comenzar con una proporción de 12:12 o 14:10 y luego gradualmente ampliar el período de ayuno en intervalos diarios. Por lo tanto, podría llevar a cabo una cena anticipada, concretamente a las 7pm, y retrasar ligeramente mi desayuno al día siguiente, aproximadamente a las 9am. Con esto, habría observado un ayuno por un período de 14 horas en la ocasión inicial y podría continuar ampliando ese logro. Simplemente observe lo que le resulte más confortable. Además, resulta recomendable para aquellos sin experiencia tener disponible fruta al concluir la etapa de ayuno, en caso de que el apetito se torne insoportable pero se desee posponer ligeramente la siguiente comida contundente.

Sin embargo, es prudente no caer en la complacencia y permitirse concesiones ocasionales, dado que aún debe adaptarse a esta situación. Eso sería un autoengaño. Sería aconsejable no excederse en su carga de trabajo, pero tampoco sería apropiado inventar excusas. "En caso de que establezca pautas personales, es necesario que las respete con el fin de proseguir hacia su objetivo, reforzar su disciplina y obtener mayor motivación a través de pequeños logros". En síntesis, la alteración de las normas es aceptable en un principio para encontrar un enfoque más conciliador, no obstante, es imprescindible adherirse a ellas y reformularlas de manera más rigurosa con el paso del tiempo para no perder de vista su objetivo genuino.

El proceso de desarrollo no tiene la obligación de evidenciar un avance ininterrumpido. El cuerpo se encuentra constantemente sometido a diversas tensiones diarias, tanto de origen endógeno, como las hormonas, como de origen exógeno, como el estrés. En consecuencia, resulta impracticable aguardar un desempeño idéntico a diario, siendo imprescindible adquirir la habilidad de disminuir la intensidad si así se requiere.

Esto no implica que cese el ayuno de inmediato ante la más mínima señal de hambre y solicite una pizza de gran tamaño y alto contenido de grasa. Pero sí significa que se le puede permitir tomar un pequeño refrigerio o que puede acortar el período de ayuno y comenzar de nuevo al día siguiente si su cuerpo se lo pide. No permita que los obstáculos afecten su estado de ánimo y no atribuya exclusivamente las circunstancias externas como responsables. En el ámbito de la psicología, se denomina "indefensión aprendida" y jamás logrará prosperar. Por el contrario, reconozca su condición humana y su falta de perfección. Se permite ser débil a veces, siempre y cuando se levante y siga adelante.

Con respecto al propósito de la reducción de peso, a menudo se presenta alguna falta de comprensión. Aunque es evidente que el enfoque del ayuno intermitente no proporciona una guía específica sobre la cantidad de alimentos que se deben consumir dentro del periodo de alimentación, y sin embargo asegura que se pueden lograr los efectos deseados, también es innegable que para alcanzar la pérdida de peso es necesario generar un déficit calórico.

Si se excede en el consumo de energía, ésta se almacenará en los depósitos de grasa, lo cual generará un conflicto entre su cuerpo y usted mismo. Además, no resulta beneficioso para fomentar la salud el ingerir una cantidad excesiva de alimentos durante las etapas de alimentación, en virtud de que requeriría una considerable cantidad de insulina para dirigir la energía hacia las células. Es probable que experimente sensaciones de letargo y termine sentado con el estómago produciendo ruidos durante el período de ayuno. Un tercer equívoco se daría al consumir en exceso.

En efecto, en teoría no existe una restricción en cuanto a su elección de alimentos. No obstante, el lema "Poseo la facultad de ingerir cualquier alimento" constituye otra interpretación errónea habitual asociada al ayuno intermitente. Importa lo que coma. Las comidas preenvasadas y los alimentos azucarados continúan siendo perjudiciales para la salud y el bienestar. Quizá su organismo pueda mitigar el daño hasta cierto grado, sin embargo, sería más coherente si pudiera incluso contrarrestarlo mediante una alimentación más saludable y nutritiva, lo que resultaría en una reducción de la frecuencia con la que enfrenta la sensación de hambre. Efectivamente, sería apropiado adquirir la conciencia de que los intervalos designados para la ingesta de alimentos poseen un valor significativo y deben ser aprovechados para el provecho personal. También es importante hacer caso a las sensaciones de su cuerpo, estar atento a las señales que éste le envía y observar si experimenta fatiga o vitalidad después de las comidas, así como la duración de su sensación de saciedad.

Además, es igualmente importante no mantener una ingesta insuficiente de alimentos. Si su organismo le comunica signos de manera contundente, tales como interrupciones del descanso por falta de alimento, cefaleas o inclusive vértigos, indica que algo no se encuentra en orden. No implica que no sea capaz de realizar un ayuno durante un periodo de tiempo, sino más bien sugiere que ha consumido una cantidad reducida de calorías durante la etapa de ingesta de alimentos. Por lo tanto, es imperativo que consuma alimentos nutritivos. Esta equivocación puede ocurrir frecuentemente si se experimenta una gran motivación para perder peso y se busca incorporar en la vida tanto el ayuno intermitente como una dieta rigurosa y una rutina de ejercicio extenuante. Este planteamiento puede no ser apropiado y dar lugar a posibles fracasos y a la sobrecarga física del individuo.

Por el contrario, resulta más apropiado familiarizarse previamente con las nuevas prácticas de alimentación y, en caso de lograrlo exitosamente, se torna imperativo llevar a cabo una transición gradual en cuanto a los alimentos consumidos. Nuevamente, no es necesario apresurarse. En caso de que la persona haya consumido una cantidad considerable de carne y carbohidratos el día anterior, seguida por un largo periodo de ayuno, una sesión intensa de footing y una alimentación restrictiva posteriormente con solo una ensalada y una manzana, es muy probable que experimente una sensación de malestar considerable y que se vea inclinada a abandonar sus esfuerzos. Eso no tiene sentido. La perseverancia y la implementación secuencial de una variedad de medidas resultan ser más sostenibles y prometedoras.

¿Cuáles son los elementos que pueden contribuir inicialmente a facilitar el mantenimiento de la motivación?

¿Habría algún otro recurso de respaldo que pueda emplear? Nuevamente, esta cuestión puede ser analizada desde diversas perspectivas. A pesar de que su objetivo principal no sea la reducción de peso, se producirán cambios visibles en su cuerpo. Por consiguiente, si captura una imagen de su figura corporal previo al inicio del ayuno y posteriormente repite este proceso en intervalos regulares para realizar comparaciones, podría experimentar un efecto motivador.

La visualización igualmente puede resultar beneficiosa. Consiste en visualizar cómo se alcanzará la maestría en una tarea determinada. En el año 1992, se llevó a cabo un estudio por parte de la investigadora Anne Isaac donde se comprobó que aquellos individuos que dedicaban cinco minutos a visualizar el éxito mental al practicar un deporte, obtenían un rendimiento notablemente superior en comparación al grupo de control, que únicamente se enfocaba en el entrenamiento físico. También puede hacer uso de esto, por ejemplo, dedicando cinco minutos cada mañana para iniciar el día visualizando cómo planificar comidas nutritivas o mantenerse firme ante las tentaciones durante el periodo de ayuno. Además, existe una amplia variedad de ejercicios de visualización guiada disponibles en YouTube que puede experimentar.

Es ampliamente reconocido que compartir el sufrimiento disminuye a la mitad su impacto. Para ciertos neófitos, podría resultar motivador adicional hallar un compañero con quien ayunar. No es imperativo que sea inexorablemente su compañero/a sentimental. Quizás un amigo también se vería contagiado por su entusiasmo. De esta forma pueden brindarse apoyo recíproco, compartir desafíos y recomendaciones, y tal vez experimentar con nuevas recetas y realizar actividades deportivas en compañía. Por consiguiente, experimentará una disminución en la sensación de soledad y contará con la presencia de al menos un individuo que comprenderá su experiencia y cuyas perspectivas podrán brindarle nuevos estímulos cognitivos.

En caso de no lograr encontrar compañía en su entorno, también es factible hallar personas con ideas similares en el ámbito virtual. Es posible obtener inspiración de las vivencias de otros, las cuales son compartidas a través de blogs, podcasts y vídeos en YouTube. Además, puede buscar corroboración y apoyo en los foros dedicados a la práctica del ayuno intermitente. Es posible que también desee redactar su propio blog o realizar grabaciones de video. Incluso no es necesario que lo comparta en Internet, tiene la posibilidad de realizarlo de manera individual. No es necesario que recurramos siempre a una persona real para poder comunicar nuestras experiencias de manera más efectiva y comprendernos mutuamente. Simultáneamente, sería beneficioso que se adentre más en el tema y reciba una mayor capacitación.

Constantemente se están difundiendo investigaciones actuales y el ciberespacio se encuentra repleto de recomendaciones que han provisto a las personas de las herramientas necesarias para cultivar la diligencia requerida.

Además, esta estrategia puede resultar beneficiosa en situaciones en las que se enfrenten conflictos o confusiones entre las personas cercanas al momento de mencionar su nuevo régimen alimenticio. Es probable que muchos opten por ignorar la situación y tratar de persuadirle de que se está perjudicando, a pesar de que nunca lo haya intentado. Por lo tanto, si posee un conocimiento exhaustivo sobre el tema, podrá refutar sus argumentos de manera contundente y sostener firmemente su posición. Además, es relevante mencionar que existe una aplicación desarrollada en base a la metodología 16:8 del Dr. Eckhart Hirschhausen. El individuo experimentó una pérdida de peso de diez kilogramos a través de la práctica del ayuno intermitente y está brindando a aquellos que se inician en esta disciplina la oportunidad de probar su programa de manera gratuita a través de un podcast de radio. La versión completa tiene un precio de 40 euros.

Tanto si se está acompañado en el ayuno como si no, es fundamental mantener la disciplina y no incurrir en transgresiones al final del día. ¿Consideraría la posibilidad de adquirir un diario especializado, diseñado específicamente para registrar su proceso personal de adopción del estilo de vida del ayuno intermitente?

Dentro de este cuaderno, se podrían registrar planes de nutrición semanales o elaborar listas tituladas "Opciones de actividades para evitar comer por aburrimiento" o "Aperitivos y recetas saludables que deseo experimentar". Puede que experimente un sentimiento de satisfacción al poder ticar una casilla al final de cada día en el que haya logrado cumplir con sus metas propuestas. Además, es posible que desee proporcionar una descripción más detallada que incluya la duración de su ayuno, los alimentos consumidos y sus horarios, los aspectos de los que se siente orgulloso, los desafíos que enfrentó, los pensamientos que surgieron durante ese periodo, los cambios que haya notado, si participó en alguna actividad física, entre otros aspectos relevantes. No existen verdaderas restricciones en cuanto a las posibilidades y logros que se pueden alcanzar. Si bien no se requiere llevar a cabo un registro diario, sería beneficioso tomar nota en el cuaderno en caso de percibir alteraciones en la energía, el estado de ánimo, el bienestar físico o mental, o simplemente desear plasmar algunos pensamientos por escrito. Quizás inclusive experimente un gran deleite con el diseño visual, al punto de expresar su creatividad al decorar el diario con ilustraciones o citas alentadoras provenientes de Internet. En momentos de incertidumbre, puede siempre recurrir a estos documentos y reflexionar acerca de los motivos que lo llevaron a comenzar. Aparte de la mencionada utilidad del libro para la organización, la contemplación y el seguimiento, también brinda un notable entretenimiento en situaciones de gran apetito.

No es recomendable tomar asiento en el sofá con aburrimiento y permitir que la televisión presente un programa de cocina o un atractivo anuncio de comida rápida, en espera de que surja el apetito. Lamentablemente, esto resulta inevitable, sobre todo durante la etapa primordial.

Ejecución De Ejercicio Físico

La inclusión regular de una actividad física moderada en la rutina diaria da lugar a una serie de transformaciones fisiológicas en el cuerpo que trascienden la mera quema de calorías, la reducción de grasa y el mantenimiento de la masa muscular. Aparte de promover el descenso de peso y mejorar la conexión con la ingesta de alimentos y el organismo en sí, el ejercicio físico provoca modificaciones en la constitución corporal y en el funcionamiento del metabolismo y de los sistemas (como el circulatorio y el respiratorio, entre otros).

La actividad física diaria, por ejemplo, constituye una estrategia efectiva para optimizar la salud cardiovascular, ya que interviene en distintos aspectos:

Disminuye la presión arterial, promoviendo la gestión de la hipertensión.

Se estimula la producción de colesterol HDL (lipoproteínas de alta densidad), lo cual conlleva a una disminución en la concentración de colesterol en la sangre.

Provoca una reducción en los niveles de triglicéridos.

Se observa una reducción en la síntesis de insulina, lo que contribuye al control de la diabetes tipo 2 y facilita la absorción de nutrientes, promoviendo su llegada a las células de los distintos tejidos y disminuyendo la captación y acumulación de grasa.

actividad física

Regulación de los factores de riesgo cardiovascular, incluyendo la hipercolesterolemia, la hipertensión arterial y la diabetes tipo 2.

Incremento en la capacidad respiratoria.

Aumento de la fuerza y desarrollo de la masa muscular.

Aumento de la capacidad aeróbica.

Reducción de masa grasa.

Fomenta la estabilidad psicológica del individuo al propiciar un estado de bienestar y el manejo de la ansiedad y el estrés.

Finalmente, vale la pena resaltar el último beneficio de llevar a cabo ejercicio físico. Esta intervención contribuye a fortalecer la conexión del individuo con la comida, disminuyendo el nivel de apetito y promoviendo la adopción de hábitos alimentarios beneficiosos para la salud.

Términos y condiciones de utilización del servicio

No de ningún modo se puede considerar que la información ofrecida por esta herramienta sustituya la consulta directa a un profesional de la salud, ni debe emplearse para determinar un diagnóstico o seleccionar un procedimiento en circunstancias específicas.

No se proveerán orientaciones ni sugerencias con respecto a fármacos, métodos, productos u otros elementos de manera explicita o implícita en este servicio. El anterior enunciado será mencionado únicamente con el propósito de proporcionar información. Los usuarios son exclusivamente responsables del uso de este servicio. La información compartida con este servicio se trata con discreción. No obstante, es posible difundir su contenido sin hacer mención alguna de información de carácter personal.

¿Cuáles son los ejercicios más beneficiosos para una mujer de edad madura, superior a los 50 años?

Ha llegado el momento de preparar la mesa, sin embargo, los ejercicios dirigidos a personas mayores de 50 años deberían orientarse hacia la consecución de un estado de salud óptimo. Los siguientes ejercicios, por ejemplo, tienen como objetivo trabajar múltiples grupos musculares, incluyendo los glúteos e isquiotibiales en el caso de mujeres mayores de 50 años. Estos ejercicios promueven el desarrollo de piernas más fuertes, delgadas y con mayor resistencia, además de contribuir al fortalecimiento de los cuádriceps al requerir que la rodilla permanezca en posición recta bajo resistencia.

Para llevar a cabo el primer ejercicio, deberá posicionarse frente a un banco o una silla robusta. Coloque su pie izquierdo con firmeza sobre el banco o la silla, aplique presión a dicho pie y empuje su cuerpo hacia atrás hasta que la pierna izquierda se encuentre completamente extendida. Seguidamente, baje su cuerpo hacia abajo hasta flexionar la rodilla derecha. Repita este movimiento de 10 a 15 veces.

Mantenga un equilibrio uniforme de peso, evitando inclinarse excesivamente hacia adelante o hacia atrás.

Los denominados ejercicios de puente no solamente constituyen el ejercicio ideal para lograr una espalda óptimamente curvada, sino que también promoverán la salud y la ausencia de dolor en la espalda de las mujeres.

Establecer descripción de los ejercicios abdominales para mujeres.

Para realizar esta actividad física conocida como "puente", se recomienda adoptar una posición supina en el suelo, con las rodillas ligeramente flexionadas y los pies apoyados en el suelo. A continuación, se debe elevar las caderas de manera que la postura corporal adquiera una curvatura lineal desde los hombros. En una postura de rodillas, realice una breve pausa en la posición elevada durante dos o tres segundos, posteriormente regrese el cuerpo a la posición inicial. Repita este ejercicio de 10 a 15 repeticiones, seguido de un descanso breve de no más de cinco minutos. Repita el número recomendado de repeticiones nuevamente.

Rutina de ejercicios abdominales dirigida a mujeres

El añadido de levantar un brazo mientras realizas el ejercicio anterior en el suelo mejora la postura y la fuerza de la base, lo que me hace sentir mejor, parecerá más esfuerzo, pero te sentirás más seguro.

Dado el contexto de disminución de nuestro abdomen, resulta fundamental llevar a cabo los ejercicios de manera constante y sistemática. Se sugiere incrementar gradualmente la rutina abdominal destinada a las mujeres. Por consiguiente, sería apropiado realizar la actividad cada 10 o 15 días, ya que de esta manera fortaleceremos el área abdominal.

Fortalecer los glúteos

Con el fin de llevar a cabo el siguiente ejercicio orientado a mujeres mayores de 50 años y enfocado en el fortalecimiento de las piernas y los glúteos, se sugiere inicialmente adoptar una postura de hierro modificada, donde se flexionan los codos y se apoyan los antebrazos en lugar de las manos.

Mesa de entrenamiento específica para fortalecer los músculos de los glúteos

El cuerpo debe mantener una alineación recta desde los hombros hasta los tobillos, es fundamental contraer los glúteos y mantener la posición de la cadera mientras se levanta el brazo derecho hacia adelante. Es importante mover los omóplatos hacia abajo y hacia atrás al levantar los brazos, y mantener esta posición durante un intervalo de 5 a 10 segundos antes de relajar los glúteos. Se recomienda repetir el ejercicio entre diez y quince veces, alternando el brazo utilizado cada vez.

Existen numerosas ventajas físicas y mentales asociadas al yoga, en particular con las posturas de inversión. Estas posturas son excepcionales para disminuir la apariencia de la celulitis, proporcionar soporte a los hombros y elevar las piernas por encima de la pared durante cinco minutos todas las noches antes de acostarse. Este enfoque no solo resultará beneficioso para reducir la apariencia de la celulitis, sino que también contribuirá de manera significativa al mejoramiento de la circulación sanguínea.

Los ejercicios dirigidos a mujeres mayores de 50 años resultan en el fortalecimiento, tonificación y adelgazamiento de las piernas.

Para ejecutar adecuadamente el siguiente ejercicio después de los 50 años, es necesario abordarlo con mayor serenidad y tranquilidad. Deben acostarse en posición supina y levantar progresivamente las caderas y las piernas del suelo, manteniendo las piernas elevadas por encima del cuerpo para fortalecer y tonificar los músculos de las piernas y glúteos. Inclina el cuerpo hacia adelante permitiendo que los dedos de los pies toquen el suelo en un punto posterior, a su vez, sitúa las manos hacia atrás, en la espalda, y extiende las piernas de manera que queden rectas en el aire, formando así un alineamiento perfecto que va desde los hombros hasta los tobillos.

Mantenga la musculatura del cuello en un estado de relajación y asegúrese de tener una postura correcta de los hombros. A continuación, intente mantener esta posición durante un periodo mínimo de sesenta segundos antes de regresar de forma gradual a la posición inicial. Tome una pausa, descanse y posteriormente repita el movimiento un total de diez veces, asignando el tiempo adecuado de descanso entre cada repetición.

Con el fin de obtener una tonificación corporal eficiente, le recomendamos ejecutar los movimientos previamente mencionados en tres series de aproximadamente diez repeticiones cada una, a menos que una condición médica indique lo contrario. Desplázate con la máxima celeridad entre las acciones, hasta alcanzar la ingesta calórica máxima.

Continúa con otras rutinas de ejercicios al siguiente día. Un ejemplo sería la inclusión de intervalos de ejercicio aeróbico durante el entrenamiento de todo el cuerpo, o, alternativamente, la realización de una sesión de ejercicio aeróbico independiente y prolongada específicamente diseñada para mujeres mayores de 50 años.

Si deseas fortalecer una región específica, selecciona los ejercicios que se centren en dichas áreas y añádelos a tu rutina diaria. Sin embargo, es importante recordar que para continuar desafiando tu cuerpo, debes incrementar progresivamente la cantidad de repeticiones en proporción a tu fortalecimiento.

Un programa de ejercicio diseñado para mujeres de más de 50 años

Los ejercicios multidireccionales proporcionan beneficios para el desarrollo de la coordinación y el control, a la vez que fortalecen y tonifican los músculos de los cuádriceps, glúteos, isquiotibiales y aductores.

Practicar actividades físicas después de los 50 años contribuirá a preservar la salud y prevenir el dolor en la espalda.

Con el fin de llevar a cabo el ejercicio siguiente, le recomendamos adoptar una posición de pie con los pies alineados, los brazos completamente extendidos sobre la cabeza y las palmas de las manos mirando hacia adelante. Luego, proceda a dar un paso considerable con el pie derecho hacia la esquina de la habitación, formando un ángulo de 45 grados en diagonal, y flexionando la rodilla derecha en el proceso. Al extender el muslo derecho hacia adelante, se deberá lograr que la extremidad inferior contacte con su parte inferior. A su vez, la pierna opuesta debe mantenerse sin curvaturas, manteniendo el talón en una posición elevada respecto al suelo.

Rutinas de entrenamiento enfocadas en el fortalecimiento de las extremidades inferiores y los músculos glúteos

Si consigues alcanzar el suelo, te sugiero realizar este movimiento en ambos lados de tu pie derecho, aplicando una suave presión con tus dedos. Usa el pie derecho para regresar a la posición inicial y repite este proceso 15 veces con una pierna y 15 veces con la otra. Si deseas realizar una variante de este ejercicio, puedes optar por no bajar tan profundamente en la zancada e intentar llegar con las manos hasta la rodilla o la altura de la espinilla.

Rutinas de entrenamiento de las extremidades inferiores dirigidas hacia el género femenino

A modo de recomendación rápida, le sugiero que adopte nuevamente una postura distinta a la previamente mencionada y se concentre en realizar ejercicios para fortalecer los músculos abdominales mientras contrae los glúteos, tensa los muslos y mantiene una correcta postura.

Además de adquirir unas extremidades inferiores más esbeltas y fortalecidas, es imperante que modifiquemos las posiciones corporales con el objetivo de preservar una columna vertebral saludable y erecta. Por lo tanto, además de fortalecer nuestros músculos inferiores, experimentaremos una mejora sustancial en nuestra calidad de vida diaria. Recuerdo claramente las dificultades que solía enfrentar al subir escaleras, ¡y ahora lo hago con total comodidad y satisfacción!